LOCUS

LOCUS

LOCUS

LOCUS

mark

這個系列標記的是一些人、一些事件與活動。

mark 113
我和殺人魔相處的那一年：
精神科醫師與真實世界的人魔面對面、教人大開眼界的黑暗實錄
作者：史蒂芬・席格（Stephen Seager）
譯者：張家福
責任編輯：潘乃慧
封面設計：顏一立
校對：呂佳真
法律顧問：董安丹律師、顧慕堯律師
出版者：大塊文化出版股份有限公司
台北市10550南京東路四段25號11樓
www.locuspublishing.com
讀者服務專線：0800-006689
TEL：(02)87123898 FAX：(02)87123897
郵撥帳號：18955675 戶名：大塊文化出版股份有限公司

總經銷：大和書報圖書股份有限公司
地址：新北市新莊區五工五路2號
TEL：(02) 89902588 FAX：(02) 22901658
初版一刷：2016年2月
初版五刷：2020年2月

定價：新台幣300元
Printed in Taiwan

我和殺人魔相處的那一年

Behind the Gates of
GOMORRAH
A Year with the Criminally Insane

史蒂芬・席格 著
張家福 譯

STEPHEN SEAGER

謹獻給——

受害者

以及受害者家屬

醫護人員

以及醫護人員家屬

病患

以及病患家屬

神要擦去他們一切的眼淚；不再有死亡，
也不再有悲哀、哭號、疼痛，因爲以前的事都過去了。

——啓示錄第二十一章第四節

筆者按

為了顧及病患隱私以及保全同事，在接下來的故事裡，除了我以外的人物都已經化名處理。此外，故事細節也有所更動，以免不小心透露書中人物的真實身分。不過，我在這段期間的經歷與見聞，在本質上仍然保留原貌。

所謂司法精神病院與一般精神病院相比，可謂一種「昇華」。多數患有心理疾病者，事實上既不犯罪也沒有暴力傾向，但是轉介司法精神病院的人，除了素行不良，有些今日依然相當危險。

司法精神病院是一個危險的地方，對於那些必須在院內工作的院方人員，我的內心只有敬佩。至於院中病患，我在不忘其加害對象的苦難的同時，卻也對他們感到佩服，因為他們所承受的艱難，絕不亞於醫療人員。

大家都問我，像納帕州立醫院（Napa State Hospital）這麼暴戾而危險的地方，維安措施為何長期明顯不足？我當初的答案在今天依然適用——我在蛾摩拉（這如同罪惡之城「蛾摩拉」的醫院）工作的第一天就體認到，醫院與監獄的本質如此不同，實在難以兩全。

我國現有的病患人權體系以及當前的精神健康法規，雖然立意良善，卻也導致體制整體過度保護病患權利，反而忽略院方人員及其他病患的安全。自一九六〇年與七〇年代起，各地司法精神病院便不斷受到所謂「反精神科運動」（anti-psychiatry movement）的傷害。反精神科運動的中心思想認為精神問題並非疾病，而是個人對現代社會創傷所做出的反應。支持者認為，精神治療（意即藥物）弊大於利，並且抨擊精神病院根本形同監獄，只要有人違抗武斷形成的社會規範，就一律全都關進去。總的來說，該運動認為，倘若社會能有效化解種族歧視、消除貧窮、維繫正義、促成平等（同時淘汰精神病學），我們的社會便不會再有精神疾病。

事實上，現代醫學已經完全推翻反精神科人士的論點——正如心臟病是由心臟的結構性病變所致，重大精神疾病同樣是由腦部的結構性病變所造成。可是即使如此，當今政府與醫界高層，仍存有反精神科運動的信徒，持續對地方與國家政策造成不良影響。

這個問題之所以存在，精神科醫師當然也難辭其咎。除了放任反精神科運動成長茁壯，不提出挑戰，部分同行甚至加入運動行列。眼見州立醫療院所中的病房空空如也，病患在大街小巷流竄，當初的我們只是束手旁觀；如今，我們開始對事態發展搥胸頓足，但我們依然容忍暴力四處擴散，傷害納帕州立醫院等精神病院裡的新進病患。許多精神病院對此情形不只容忍，甚至推波助瀾，致使病患受到合法惡待。而矛盾的是，受到惡待的對象，正是我們基於倫理義務所必須保護的那群人。

前言

我和雷蒙．布德羅兩人隔著一張搖搖晃晃的木桌對坐，我卻一時疏忽，讓他坐在靠門的那端。頭上兩盞日光燈打亮狹小的空間，四周牆壁是二手軍品特有的米色。房裡只有門上一扇小窗，開向外頭的走廊。

七月的空氣潮溼而靜滯。我一向前傾，椅子便在斑駁的亞麻地板上發出微微尖響。

「布德羅先生午安，我是席格醫師。」

布德羅身上的病人袍是知更鳥蛋的淡藍色。非裔、身材高大魁梧，眼前的男子沒有答聲，只是盯著我看。

「布德羅先生？」已經是第二次叫他，布德羅的眼神卻依然向前直視。我不安地調整姿勢，心裡想著人到底可以多久不眨眼睛。

我是一名精神科醫師，剛調來這間大型州立司法精神病院主持住院單位不久。這地方危險而令人不安，就算大眾原本對這樣的場所不熟悉，看了電影《沉默的羔羊》裡虛構的巴爾的摩州立精神病院，也能略知一二。為期一週的到職訓練結束以後，眼前這位雷蒙．布德羅正是我單獨面談的第一位病人。當天時間已晚，我一心趕著回家，便隨意找了一個房間見布德羅。

「你之後的治療就由我負責。」我仍然不放棄。「有沒有覺得哪裡不舒服？」又一段靜默之後，布德羅面無表情的臉龐上，嘴角忽然微微揚起。「又是個吸血鬼，我說對吧？」帶有南方克里歐腔調的聲音，聽起來光滑如鏡。他頭一歪，像隻好奇的狗，開始上下打量我。他的雙眼忽然一瞇，我的心也跟著跳了一拍。

司法精神病院與一般精神院所不同，收容的病患除了患有心理疾病，同時也是罪犯，那些校園槍擊犯、公共場所無差別殺人的元凶，許多最後都到了這裡。布德羅當初被逮的時候，我在CNN的轉播上就看過他。

布德羅吐息加速。「你和那他媽的檢察官串通好了吧？」他說：「你們這種人我見多了，把人打死還不夠，還得把血吸乾才過癮。」

布德羅是紐奧良本地人，原本是耶魯MBA高材生，曾出任舊金山某銀行管理階層，後來生了病，只好離職。布德羅失業一個月後，持霰彈槍擊斃上司與數名同事。

「我要殺了那玻璃檢察官。」布德羅邊齜牙低吼，邊站起身來。「你，你也該死。」他這一站，魁梧的身軀完全擋住了門口，我才意識到座位安排出了大紕漏。一時驚慌之下，我也站了起來。

布德羅那炒鍋般大的雙手一推，整張桌子竟朝我壓了過來，從大腿把我整個人抵在牆上。椅子匡啷一聲倒了，我朝窗外看去，一個人影也沒有。正要伸手拿皮帶式警鈴，這才想起給忘在辦公室了。

汗水自布德羅理光的頭頂滑落。他怒道：「你這混帳，別想動。」桌子壓得更緊了。在一片混亂與恐懼之中，我突然想起之前老師的一句老話，：「病患要是發起怒來，無處可逃時，絕不能讓對話中斷。」

「當初發生什麼事？」

此話一出，布德羅頸部的血管先是開始充血，雙眼更是張得老大，桌緣已經扎扎實實壓到我的大腿骨上。接著他喘了幾口氣，我才感覺到大腿上的壓力慢慢退去。布德羅把頭低下，眼神也渙散了。

他手一鬆，向後頹坐，接著把頭埋在一隻手裡。此時此刻，他看起來渺小又脆弱。

「他們都是我最好的朋友，」布德羅緩緩說道：「怎麼會有人對自己的朋友下手？」

我從桌緣與牆壁之間慢慢掙脫。

「因為你生病了。」我邊說邊朝出口挪動。我繞過垂頭喪氣的布德羅，一手搭上了門把。「這裡與監獄的差別，就在於你不是壞人，只是生病了。」

我把門打開，朝長長的走廊盡頭看去，看到了人之後，連忙朝護理師帕蘭琪揮手，這一揮，兩名壯碩的技術員才匆匆趕來。雖然此時我的雙腳不住顫抖，我還是鼓起勇氣回頭望向布德羅。

「你會沒事吧？」

布德羅靜默不語。

「技術員會帶你回房間。」我邊說邊朝一旁移動。救兵終於趕到。

兩名技術員於是帶著布德羅自走廊回房。

留著一頭黑髮、年約三十許的護理師帕蘭琪手扠著腰，站在我面前，我們倆的距離近得幾乎要腳趾互碰。這已經是我第二次被病人逼入絕境，我選擇苦笑以對，帕蘭琪卻瞪著我不放。

「剛剛房裡只有你和布德羅兩人？」帕蘭琪的英文帶著一點菲律賓的塔加洛腔。

「對……」

「訓練時沒有警告過你們嗎？」

「有……」

「你沒死算你命大。」

我深吸一口氣。「我知道……剛才真的很可怕。」

「難道你剛到院那天學的教訓還不夠？」帕蘭琪說。

我伸手摸摸後腦勺縫過針的傷口。「我以為……」

我發現我無話可說。

「醫院需要你。」帕蘭琪搭著我的手，說道：「別再做傻事了。」

我跌坐在地。當初來州立醫院工作，一心只想著要貢獻己力，但是照這樣下去，除了自己丟了性命，搞不好還會連累其他人。

正準備和其他病患前往用餐的布德羅，自走廊另一端喊了一聲。

「醫生，謝謝你。」他朝我揮了揮手。

第一章

瘋子帽匠：「烏鴉和寫字桌有什麼共同點？」

「猜出謎底了嗎？」帽匠再次轉過身來，對愛麗絲說道。

「我放棄。」愛麗絲回答：「答案是什麼？」

「我也一點概念都沒有。」瘋子帽匠說。

——路易斯．卡羅，《愛麗絲夢遊仙境》

上班第一天，我特地提早到院。上個世紀建成至今的納帕州立醫院，占地百餘英畝，地處偏遠山腳，形勢隱蔽。

走完不起眼的聯絡道路之後，我接著駛入木蘭巷。這條院內的主要道路兩旁種滿了枝幹四生、綠葉扶疏的碩大榆樹，還有不少棟外觀華麗的十九世紀大宅，其中一棟正是為期一週到職訓練的地點。我還記得當初受訓時，有一堂課介紹了納帕的院史：

一八七二年，納帕州立醫院院址選定，工事隨即展開，成爲美國最具規模之司法精神院所。納帕州立醫院同時亦爲加州首座專司長期精神疾病照護的機構，建成後於一八七五年十一月十五日開放營運。至一九五四年設備全面翻修以前，納帕醫院及其周邊區域已形成一自給自足的社區。一九九二年，院區安全圍籬建置完成，納帕州立醫院遂成爲一政府完全認可的司法精神院所，開始收容加州刑法司法系統所還押之精神病患。

訓練期間，院方還發放了一份描述納帕州立醫院「使命宣言」的手冊，裡頭寫著：「院方致力提供安全、非強迫、無暴力之醫療環境，予以院內病患、醫護人員、到院訪客及周邊鄰里。」

方向盤一打，我接著向右轉進雲杉巷。這條巷子沿著新建成的行政大樓向前延伸，大樓後方則坐落著數棟西班牙式的灰泥牆建築。這幾棟房子正是院內的「開放式」精神科部門，我在就職訓練期間曾經參觀過，裡頭大都是行動不便的年長病患，基本上並無太多管制，病人可以來去自如。一旁的草地上，可以看見幾名男子駝著背、不發一語地抽著菸，其中兩位還手撐助行器。

「他們難道不會逃跑？」就職訓練參觀這個區域、看到類似景象時，就有人向講師提問。

「能逃去哪呢？」

我原本被安排到屬於開放式區域的第十二病房服務，但就在兩天前，我接到了醫療總監海蒂・法蘭西斯醫師的電話。

「院方有新的安排。明天開始，麻煩你到C病房報到。」法蘭西斯醫生說。

「C病房？」

「我再把地圖傳給你。」

停車場的格線已經斑駁，我停好我那輛紅色豐田卡車之後，先在車前停下腳步，把新發的橘色通行證別上襯衫口袋，再稍微調整領帶。

入行至今，我已經在多所精神病院服務過，但是到州立司法精神病院上班，還是頭一遭。

隨著我朝C病房緩步前行，我離高聳的「安全」圍籬也愈來愈近。轉頭向兩旁望去，視線內圍籬延伸不絕。這道圍籬本身由鐵鍊相連構成，高二十呎，上頭還有三呎高的鐵絲網，圍住了納帕院內的隔離治療區，或稱ＳＴＡ（secure treatment area 的縮寫），區內一共設有十七個封閉式病房。這裡和開放式病房不同，看不到病患在外頭吞雲吐霧，只見警車在主要道路上來回巡邏，整個區域看上去就像二戰電影中的軍俘營。根據就職訓練講師指出，ＳＴＡ裡的病患都是院內的「滋事分子」，新進人員一般不會被派到「圍籬區」，所以當初我也沒有特別多想。

我走向高聳的大門時，電流聲嗡地驟響，接著我身旁一名較年長的男子替我將大門推開。待我倆一併走入設有監視器的入口，男子便轉身將門關上，我卻被鎖頭扣上的聲音嚇了一跳。

「第一天報到？」入口處另一名男子問我。

「是的，我從來沒有真的進過……」話還沒講完，較年長的那個男子便示意要我拿胸前的員工識別證給機器辨識。等到兩人都刷過之後，我仔細一看，才發現這人名叫「Ｒ．科克蘭」。此時，入口處櫃台的厚重玻璃後方，幾名身著制服的男子開始在電腦上檢查我們的資料。等待的同時，科克蘭先是伸手碰了碰我的領帶，然後搖搖頭，將手伸到自己脖子後方，握拳朝上拉扯，作勢要吊死自己。我一看，連忙脫下領帶，隨手塞進褲子的口袋裡。

第二道門打開後，還有一處哨點，裡頭兩名新進員警正在等候。

「麻煩雙手舉起來。」體型較為短小的菲裔警察對我說。我一看，他識別證上寫著「邦班」。邦班手持感應線圈，在我身上四處檢查。

「飛機幾點起飛？」我講了個笑話，卻沒人笑。

「麻煩口袋淨空。」第二位員警指示我。我將褲子口袋裡的領帶、鑰匙、銅板、筆等物品取出，放在塑膠托盤上。邦班看了領帶一眼，露出輕蔑的一笑。

「這種門禁管制叫 sally port（譯按：一種安全檢查口，管制城堡、監獄等要塞之出入）。」我們倆取回個人物品的時候，科克蘭一邊解釋。我把領帶捲好，放回口袋，再和科克蘭各自把脫掉的鞋穿上。

「Sally port……聽起來好無害。」我說。

「像聖昆丁（San Quentin）監獄一類的高級戒備監獄，都設有安全檢查口。」科克蘭說：「另外像是國家鑄幣廠和核彈基地也都有。」

我們接著來到第三個檢查區。眼前是一面厚重的暗色玻璃，另一頭的暗光之中可見數名員警。

「這裡就是搜身區。」科克蘭用下巴指了指眼前的上色玻璃，向我解釋：「體腔檢查也在這裡進行。」

忽然一陣口乾舌燥之下，我朝玻璃另一頭瞄了一眼。「所有人都要搜嗎？」話還沒問完，科克蘭已經站在最後一道門前。一陣低鳴傳來，我們便走入隔離治療區。

我跟著科克蘭走到最後一扇窗口，領了鑰匙，還有一只別在皮帶上的「個人警鈴」。警鈴上有個紅色按鈕，到職訓練有提過，若有「狀況」發生，按壓按鈕便能觸動警鈴。

納帕州立醫院的隔離治療區與傳統醫院規畫不同，主要由好幾棟一至二層樓高的建築構成，呈弧形分布，就好像一條串滿珍珠的長線，再由隨處可見的圍籬包覆起來。由於院區曾於一九五四年修繕整理，因此各建物都屬於當時常見的經典長型農舍風格。

每棟房子的外牆漆都還很新，維護也相當良好。治療區四處皆可見修剪齊整的老樹，整塊地上則是一大片修整過的草皮。圍籬內的隔離區倒比較像是大學校園。

綠意盎然之中，還可見若干孔雀在陽光之下招搖、理毛。另一頭，灰色煤渣磚砌成的牆上則停了一隻羽色閃亮的藍鳥，抬著頭鳴叫。牠的叫聲約略可以分為兩段，兩段聽起來都好似人聲——第一段像是短粗的笑聲，第二段則像是有人在喊救命。

我一進入C病房所在的主建築，耳際就突然傳來極為尖銳的警鈴聲，好幾盞緊急閃燈更是突然大作。只見許多人從長長走廊上的各扇門裡跑了出來，焦急地四處尋找，有些人更不時發出驚叫聲。「大家都沒事吧？」一名體型碩大的男子大喊。

「快去確認餐廳狀況！」一位年輕女性指向左手邊，高聲說道。在她一聲令下，十幾位院內人員快速前往查看。在此同時，閃燈依然明滅不止，警鈴也持續大作。

我站在一旁，無法動彈。這時我右邊一位衣著輕便、留著棕色短髮，年約四十許的女性注意到了我。她先是翻了翻我的識別證，然後在一片混亂吵鬧之中，大聲問道：「你是今天報到的新醫生？」

見我點頭，她把手伸向我的腰際，輕輕把個人警報上的紅色按鈕彈開。這一彈，一切才恢復平靜。

「誤觸警報！」她向眾人宣布。在場所有人一聽，同步鬆了一口氣，接著各自回到辦公室。

「別放心上，每個人都可能誤觸警報。」她邊說邊把大門鎖上。「拿鑰匙的時候，記得小心別碰著了紅色按鈕。還有……」她彎下腰，把地上的鑰匙撿起來：「鑰匙要好好保管，不然問題就大了。」

「下不為例，對不起。」我說。

「我是凱特．亨利，負責管理C病房。」她笑了笑，「歡迎來到納帕州立精神病院。」

我在淨空的走廊上站了一會兒。大門外頭忽然隱隱傳來「哈哈哈」的笑聲，在大廳來回盪漾。我頓了頓才意識到是孔雀在鳴叫。

進入C病房的大門是以強化鋼材製成，上頭的小窗鑲上了雙層玻璃。我把鑰匙插入鎖孔，門才推開一點縫隙，一張臉就猛然出現在窗口。

這位年輕男子眼神狂亂，頭髮全糾在一塊，身上的天藍色病人服也皺得亂七八糟，不停用雙手賣力地打著手勢。「歡迎收聽八八點五全國公共廣播電台。」他的語氣和腔調，與電台主播一模一樣。「免費收聽形同偷竊，現在就加入電台籌款勸募。接下來，讓我們歡迎主持人歐菲比亞・奇斯特・亞克唐。」語畢，這位男子在門前轉了三圈後，突然停了下來，將雙掌分別朝兩側展開，舞動手指，擺出著名的「爵士手」，動作完畢才轉身走開。

冷靜下來以後，我正式走進人滿為患的C病房區走廊。此時，一張木椅忽然自我的左耳際飛過，砸在身後的鋼製大門，發出槍擊般的巨響。

在我後方的一位白人男子，渾身是監獄裡練出來的肌肉，刺滿刺青的他紅著雙眼，忽然從沙發上跳了起來，猛地把我撞到一旁。我的後腦勺應聲撞牆，霎時間我眼前金星四冒，同時感覺到有液體自頸部緩緩流下。

這傢伙接著一把抓起木椅，對著朝他衝過來的年長黑人男子，用力從頭頂砸下去。這一砸，對方馬上嗚呼一聲，在地上癱軟成一團。

「臭老頭，再給我耍花樣試試看。」巨人般的他對黑人男子齜牙怒斥，同時把椅子砸向男子早已無法動彈的身軀。「欠錢，就給我還錢！」語畢，他轉身向走廊另一端走去，其他早已飽受驚嚇的病患，見狀紛紛後退讓道。

他接著越過眾人，走向玻璃圍起來的護理站，一隻大手向火腿一樣拍上玻璃窗，嚇得裡頭的女護理師驚叫四起，其中一名護理師連忙按了腰際警鈴，警報尖響於是再度傳遍四周。

「搞清楚誰才是老大！」警報聲之中，男子向眾人雷霆般地大吼。他轉過身，惡狠狠地瞪著我，光著腳的他，脖子上全是黑色刺青，線條糾結相連，額頭上則大大刺上兩個大字——地獄。

突然間，他以雙手抱住頭的兩側，喊道：「是那些聲音要我這麼做的。」此時，他以腳跟為軸，身子一轉，便若無其事地走進一旁圍了牆的院子。「別忘了籌款募捐喔！」剛剛那位電台主持人再次出現，窸窣向後跑開。「你捐多少，喜互惠企業就捐多少！」

第二章

十八世紀以前，被告如果要在司法上以精神障礙為由，替自己提出辯護，必須符合「完全瘋狂」的定義，然而十八世紀以後，該定義逐漸演變為所謂的「野獸」測試。在該測試下，只要當事人能證明「心智能力墮落至完全無知於自身行為，與嬰孩、畜生、野獸無異」，便能以精神障礙為由提出辯護。

——奧地利哲學家賀伯特．費格（Herbert Feigl）

成為精神科醫師以前，我在急診室待了十一年，所以當護理師一啟動警鈴，我心中那位沉睡已久的急診醫師再度被喚醒。我跪在地上，將男子頭部枕在雙腿之間予以固定。自傷口不斷冒出的鮮血，染紅了我的襯衫與褲子，然後在地上蔓延、凝固成一片血跡。男子的左太陽穴塌陷，可見些許腦內物質從傷口流出。

此時，我身後的病房大門忽然開啟，原來是十來位樓上B病房的醫護人員，以及兩名員警聽到警鈴聲，連忙趕來應變。眾人將員警指引到外頭的院子，其餘人員則開始實施群眾管制。

「我需要手電筒。」我說。一名護理師聞聲，便從上衣口袋掏出一把筆型手電筒交給我。我先將手電筒扭亮，再以拇指翻開受傷男子的左右眼皮分別觀察。男子的右瞳孔正常收縮，但左瞳孔毫無反應不談，反倒開始放大。我心想狀況不妙，這代表顱內已經出血。

「急救人員怎麼還沒來？」我向眾人大喊。

「在路上了。」凱特用肩膀夾著病房電話，一邊回答我。

在一片血泊與混亂之中，其餘病人嚇得不敢出聲，好一段時間幾乎動都不敢動。五分鐘後，病房大門再度開啟，三名急救人員帶著推車與擔架來到現場。

「傷者頭部遭人用椅子攻擊。」我邊說邊緩緩後退。「左眼瞳孔放大。」

「瞭解，交給我吧。」其中一名急救人員應聲後，替傷者套上穩定用的頸套。在此同時，另一名急救人員扯開男子上衣，貼上心電圖電極片。站在我右邊的第三名急救者，則忙著幫傷者接上點滴，進行靜脈注射。

「通知郡立醫院急診室。」第一位急救人員忽然大喊：「準備救護直升機。」

「急診室接通了。」凱特．亨利表示。其中一名急救人員一聽，連忙接過電話，快速轉達現場狀況；在此同時，我和其他兩名急救人員，還有三名護理師，則是小心翼翼地將傷患抬到擔架上，再將擔架放上推車。

將男子以繫繩固定後，急救人員便帶著男子快速離開。接著柯爾（我在到職訓練時認識的一位新進員警）大手一揮，一群相關人員也跟著急救小組離開。砰的一聲，病房大門再次關閉上鎖。

人走了之後，地板上全是血漬。其餘病患都盯著地板發愣，我則是覺得一陣暈眩，想要站起來，卻雙膝發軟。

兩名員警將打傷人的刺青巨漢順利地從庭院帶回寢室。寢室門關上後，兩名員警便留守在門口站崗。

「吃藥時間到了！」年約二十多歲的西班牙裔護理師盧耶拉．柯提斯向眾人喊道。眾多病患一聽，雖然餘悸猶存，但由於相當熟悉領藥程序，依然魚貫在藥房門前歪歪扭扭排成一縱列。

我走到水槽洗臉，想把脖子上的血漬盡量洗乾淨。其餘院方人員則回到護理站待命。

我這才發現班．科恩也和眾人站在一塊。這位三十四歲，高䠷、帥氣、聰明絕頂的傢伙，是院裡新來的心理師，新訓時和我同組。剛才身處一片混亂中，我甚至沒注意到他也在場。同樣是第一天上班的他，表情有點困惑，但主要還是情緒尚未平復。

「那瘋子對誰下手？」科恩憤怒地問道。

「受傷的人叫雷夫．威金斯。」一名喚作梅西．莫娜蓬的中年菲裔女護理師答道：「出手的人叫比爾．麥考伊。兩人顯然有爭端，大概是賭債吧。」

「也許是威金斯的保護費繳得不夠。」帕蘭琪說。

「這陣子麥考伊的衣服都是威金斯洗的。」凱特．亨利補充：「應該是有欠他什麼。」

此時，我的太陽穴脹痛起來。我轉過身到水槽前照鏡子，想看看後腦的傷勢。凱特．亨利見狀走過來關心。

「你受傷了嗎？」她邊問邊用手觸摸我領子上方的區域，結果沾到一抹血。

一名細瘦的中年亞洲男子拉了張椅子，示意要我坐下。他的識別證上寫著姓氏「項」。

「請坐。」項的語氣輕淡而肯定，這個人帶著一股嚴肅氣質。

「沒事，應該沒什麼大不了。」我回道。

「請坐下。」項又重複一遍。我坐下來後，項先從一旁櫃台上的盒子裡抽出乳膠手套，然後撥開我的頭髮替我檢查傷勢。

「這個要縫。」語畢，他剪了一塊紗布，開始幫我處理傷口。

「應該不用吧？」我提出抗議。正當我試圖起身時，就感覺到項以雙手輕輕壓住我的肩膀。

「你是新來的醫生吧？」他邊問邊安撫我重新坐下。

「是的，我姓席格。」我回道。

項為我的傷口貼上一球新棉花。

「項先生是這裡的護理長。」凱特．亨利向我介紹。

「很高興認……」我話還沒講完就被項打斷。

「C病房過去幾個月來都缺醫生。」他繼續處理我的傷口。「我們需要你，很需要。」項緩緩將坐在旋轉椅上的我轉過來面向他。「這傷口不縫可能會感染，感染了你可能會得破傷風，要是得破傷風就可能喪命。要是你人走了，C病房接下來三個月、一年，甚至之後都可能再也找不到醫生了。」他盯著我的雙眼緩緩說道。語畢，他頓了頓，微微一笑，然後開口道：「所以傷口請務必好好處理。」

我的腦袋裡像是有人在打鼓一樣。「好吧。」我說。

項接著從一旁桌上的一大疊表格裡抽了三張，分別在每一張的頁尾草草寫下幾行字。

「這幾份單子拿著。」他說：「蘭迪會開車載你到郡立醫院掛急診，他是我們病房的技術員。」

一名英俊的年輕黑人站了起來，先從項手中接過文件，再走到我身旁。

「你別擔心。」科恩對我說：「我會瞭解麥考伊所有的狀況。」

「謝了。」我當下只能勉強擠出這兩個字。

「趕快好起來。」在我和蘭迪動身離開時，莫娜蓬對我說道。

我們在護理站門口與三名院方人員，以及一名跟在後頭、手持針筒準備注射的護理師擦肩而過。這一行人走到麥考伊的房門口，便和兩名站崗的員警一起進了房。

我和蘭迪走入郡立醫院急診室的大門，負責登記的人員認出我的識別證後，從蘭迪手中接過項寫好的文件，再召來一名護理師帶我們進入有拉簾的小診間。

「我沒事的。」我對蘭迪說：「你先回去吧。」

蘭迪遲疑了一會兒，點點頭後便起身離開。

等待時，在急診室一片嘈雜中，我可以聽見後方的病床傳來陣陣聲響。醫護人員急切的腳步聲、緊繃而尖銳的人聲、塑膠撕開的聲音、移動式X光機的聲響，還有點滴柱的敲擊聲——各種聲音交織在一起，形成與死亡搏鬥的喧囂。

「你好，我是維佐醫師。」一位身著白袍的年輕女子掀開布簾，走了進來。「我們來看看傷口吧。」她把手上的資料夾放在一旁，走到我身後，撥開我後腦勺的頭髮。「怎麼傷成這樣？」她問道。

「撞到頭了。」我答道。維佐醫師手戴著消毒手套，用優碘替我清理傷口，然後開始縫合。

「你也是從納帕醫院過來的？」縫合完畢後，維佐問我。

「是的。」我說，坐起身來轉向她。「納帕常出這種狀況嗎？」

「什麼狀況？」

「肢體暴力囉，頻繁嗎？」

「不少呢！」維佐回答，接著脫下手套，問道：「你知道納帕醫院在這一帶有什麼別名嗎？」

我搖搖頭。

「蛾摩拉。」維佐表示：「所多瑪與蛾摩拉的蛾摩拉。那裡神祕極了，沒人知道裡頭到底有多可怕。」

一聽到此話，我的頭就痛了起來，有那麼一個片刻，我納悶起納帕這整件事是不是錯誤的選擇，而且還錯得離譜。不過我打住念頭，只對維佐醫師說：「我想應該沒問題。」

維佐正要答話，創傷室就立刻來訊要人去支援。「後頭有多的醫師服可以給你穿。」她臨走前指著我身上的髒衣服說道。語畢，她一把抓起資料夾，拉開門簾，人就走了。

我拿出手機，還不太確定該怎麼向妻子交代。

「老婆，我在郡立醫院的急診室。」我說。

「你還好嗎？」英格麗語帶警戒地問道。

「撞到頭而已，沒什麼好擔心的。不過可以過來載我嗎？」

「我盡量趕到。」她說。

我走到急診室後方，換上郡立醫院的綠色醫師服，再把身上的衣服全裝進塑膠袋裡。換裝後，便走出急診室，附近正要降落的直升機發出巨大聲響。

我找到一處樹蔭下的椅子坐下來，周遭的空氣清涼而靜止。

英格麗抵達時，我的臉上不禁浮現微笑。身材高䠷、一頭金髮，自裡而外散發優雅氣質的英格麗，關上她那輛銀色休旅車的門，便朝我走來。

「小傷而已啦。」我摸了摸後腦的傷口。

英格麗繞過來，撥開我後腦上的頭髮好查看傷口。「縫了十針呢。」她說，顯然不大高興。「誰弄傷你的？」英格麗自己也是醫生，對血和傷口可說是見怪不怪，但自己家人受傷總是不同。

「我得先回醫院把我那輛卡車開回家。」我朝英格麗的休旅車走去。「細節我們路上再說吧。」

「你看我在車庫前找到什麼。」英格麗將法蘭西斯醫師給我的那份醫院地圖交到我手裡，我想大概是早上出門時，從口袋裡掉出來的。我從英格麗手中接過地圖，只見上頭印著一行大字：

「納帕州立醫院」。

「納帕醫院？剛才急診室的醫師告訴我，這裡大家都管納帕醫院叫蛾摩拉。」我說。

「你說什麼？」英格麗問。

「就是與所多瑪齊名的那座城市，蛾摩拉。」我說：「沒人知道裡頭有多可怕……」

「啥？」

我又看了地圖一眼，上頭C病房的區域被人用筆圈了出來。「對不起……我早該告訴你我被調單位的事。」我說。

英格麗發動車子，緩緩駛離郡立醫院的停車場。

「他們最後一刻突然把我調到C病房。」我說：「原先的說法是新進人員不會進圍籬區，但顯然情況有變。我原本想說先去探個究竟，免得妳擔心。」

車子在紅燈前停了下來。

「事情是這樣的。今早我到新單位報到，結果一個額頭上刺了『地獄』兩個大字、體型比山高的傢伙，把我一把推去撞牆，接著又用椅子把另一個老傢伙砸到不省人事，頭骨都裂了，還動用直升機送醫。」我說。

英格麗的祖先是丹麥人，性格上有著北歐人的保留，較少表露情感。「你調到C病房的事應該先跟我講才對。」她嘆口氣。「不過現在都不重要了。我也不曉得該說什麼，只覺得害怕，才第一天就撞破頭，不到一小時就弄成這樣。」

「但換個方向想，事情再糟也就不過這樣啦。」我試著擠出笑容。

早上頭部撞擊的力道肯定比我想的更嚴重，因為下午的事，我都記不太清楚了。傍晚時分，我十四歲的兒子約翰放學回家，他進門時，我就坐在沙發上對著肥皂劇《我們的日子》發呆。

「爸，你怎麼在家？」約翰狐疑地朝電視看了一眼。「在看連續劇？」話才講完，他忽然叫道：「爸，你頭怎麼在流血？發生了什麼事？」

我感覺血沿著脖子流下來，但後來發生什麼事，我就記不得了。

到了晚上，我的思緒恢復清明，人也比較舒坦。英格麗幫我看了看傷口，輕柔地將多餘的滲血清理乾淨。

晚餐時，為了控制災情，我講了個普通級版本的事發經過給約翰聽。約翰向來有著超齡的聰穎。聽完故事後，他搖搖頭說：「爸，那裡太危險了，換個地方工作吧？」

當夜稍晚，趁著英格麗在卸妝洗臉，我坐在床沿，重新把早上的見聞說給她聽。從一開始的安全檢查口一直到院區的外觀，全部形容一遍，至於誤觸警鈴的事則換來妻子略帶疲憊的微笑。

我起身站在窗前，望向遠處鎮上的燈火。「我從來沒有這麼害怕過。」

英格麗把臉擦乾後，忽然轉過身來。「不管是納帕醫院還是蛾摩拉，管他們怎麼稱呼，不都應該是間醫院嗎？」她控制著語氣，對我說道。

我無言以對。

「如果真的和你說的一樣，那約翰說得沒錯，你是該換工作了，而且這裡又不是只有納帕一間醫院。我不忍心看你受傷，再怎麼樣的大事都不值得你冒生命危險。」

「好，我會好好想一想。」我說。

應徵蛾摩拉這份工作的時候，我和一般人以及其他精神科醫師一樣，對州立司法精神病院所知甚少，只知道州立醫院收容的，都是病情最嚴重的病患，好比電影裡刻畫的人魔漢尼拔之流。以前在洛杉磯工作時，雖然有幾位病人被我送到大都會州立醫院（加州地區五所司法醫院的其中一所），但我自己從來沒踏進一步，身邊也沒有在這類醫院工作的朋友。事實上，我的思考範疇鮮少涵蓋這類場所，就連精神科學界也幾乎沒有人在討論相關議題。對我而言，司法精神病院就只是一種慣常的存在，遠遠坐落於人煙稀少的郊區，沒人知道裡頭到底有多暴力、多危險。

入睡之際，我想起那袋染血的衣物，我最喜歡的藍色領帶還塞在今天穿的褲子口袋裡。後來，那袋衣物，我就再也沒見過了。

第三章

我誰也不是
我是乞丐，我是流浪漢，我是無家可歸之人
我是貨櫃，也是一壺酒
但若你靠得太近
我就會是一把鋒銳的利刃

——美國連續殺人集團首腦查爾斯．曼森（Charles Manson）

幾個月前，我碰巧看見了納帕州立醫院的徵人啟事，還把細節大聲讀出來給英格麗聽。由於當時家裡的財務出狀況，我們夫妻倆知道必須採取行動。

我和英格麗兩人在一九九八年結婚，當時她還在住院實習階段，背了一筆為數不小的學生貸款。一年之後，約翰出生。二〇〇七年，我們買下第一棟房子。不過到了二〇〇八年，我們和許多人一樣受到金融海嘯重創。

當時，我們兩人的工作突然不再穩定，先是英格麗所屬的醫院宣布重大變革，接著我們兩人的退休規畫幾乎化為泡影，再加上收入縮水，有一度我們以為房子也要保不住了。

還好，英格麗在北加州的一家大型醫院找到工作，問題解決了一半。至於我，則是不斷翻閱各大醫學期刊的徵才啟事，經過一連串出師不利，終於翻到納帕醫院的告示。

還記得看到徵人啟事的那天，坐在一旁的英格麗見我手拿醫學期刊走近，便放下手上的書。

「離妳的新醫院只有五十公里左右呢！」我說。

英格麗接過期刊，細細閱讀我圈起來的段落。「這家醫院你聽過嗎？」她問道。

「這間是州立精神病院，專門治療病情最嚴重的患者。」

「滿適合你的，你本來就擅長處理重症病患。」她說。

「是啊，感覺就是這家了。」我補充道。

此刻的英格麗忽然開朗起來。「聽起來很不錯呢。」她把期刊遞還給我。「你就去試試看吧！」

「我已經打電話去索取申請表格了！」

表格填妥後，再經過兩輪面試，接下來就是焦急的等待期。不過在此同時，英格麗和約翰已經帶著一屋子家具還有家裡養的兩條狗（一條黑色邊境牧羊犬和傑克羅素㹴），先行搬往她在北加州租好的房子。英格麗開始在新醫院上班的同時，我則是在空空如也的老家以7-Eleven的熱狗和外賣中國菜果腹，晚上睡覺就在地板上將就，並且和房屋仲介討論賣房子的事。不過，很快我就發現房子的市值根本跌到抵不過房貸餘額，也就是所謂的房產**泡水**。這時候賣房就叫作**短售**，一毛錢也拿不回來，實在令人沮喪。

直到有一天，我終於收到一封以「恭喜！」開頭的email。確定錄取後，我向原本的工作遞辭呈，再把一些該處理的事處理完畢，就以史無前例的速度把家當全塞進我那輛卡車，驅車前往北加州與家人團聚。

英格麗和我深知我們的運氣真的很好，能在最後一刻各自抓到救生圈，讓一家人走下去。雖然還是載浮載沉，但好幾年來，我們第一次看見水面了。

時間拉回到現在。我被英格麗的鬧鐘叫醒之後，便起身走向廚房。我突然覺得有點缺氧，便滑開落地窗，想到外頭呼吸新鮮空氣，沒想到一反胃就吐了露台旁的草叢一地，弄得狗狗都叫了起來。

「搞什麼，又不是十歲小孩了，真是的。」我邊說邊把嘴巴擦乾。

我的心臟仍然怦怦跳，頭也痛到快要裂開，但此時，我心裡做了一個決定。

三十分鐘後，大家吃了早餐，外出服也換了，我和英格麗兩人站在玄關，等著上樓拿課本的約翰。

「還是要去上班？」英格麗問我。

「要。」

「確定嗎？」

「不確定，但是如果不回去的話，以後我要怎麼教約翰面對恐懼？」我說。

「約翰哪管那麼多，他只要你安全就好。」英格麗表示。

「我是以身作則，想教他一課。」我補充。

「別把約翰扯進來。」她說：「拜託你小心點。」

第二天。我在C病房的金屬大門前深吸一口氣，接著透過小窗觀察裡頭的情形。見走廊上相當平靜，我便把門打開走了進去。

朝護理站走不到一半，昨天鬧事的麥考伊竟然從身旁一道門驀地出現，整個人硬生生地擋在我面前。我正對著眼前的巨大金剛，頭部只到他的胸口，連走廊的燈也被他遮住了。

「你是新來的醫生？」麥考伊若無其事地自高處向我瞥一眼。

「對，我……我姓席格。」我結巴起來，覺得口乾舌燥。

忽然間，眼前的巨人竟然咧嘴微笑，露出兩顆門牙間的縫隙。「歡迎來到C病房！我是比爾·麥考伊！很高興認識你！」他朝我伸出大大一隻手，我只好微弱地握了一握。「醫生！昨天真是抱歉！」麥考伊繼續說：「還好嗎？有人說你撞到頭了。」

「沒什麼大不了的。」我脫口而出，同時拍了拍傷口。

「喔，不管怎麼樣，昨天亂成一團，真的抱歉啊。」麥考伊說：「剛好有點個人問題要處理。我想身為醫生的你一定比我更清楚，癌症要是放著不管就會擴散。」

「我瞭解。」

麥考伊蹣跚地走回自己的寢室。「醫生，有什麼需要，隨時來找我，聽到了嗎？」他背著我，回過頭說道。

「沒問題。」

我一走進難得片刻安詳的護理站，所有人抬起頭來看我。「醫生，歡迎回來！」項說。

「頭還好嗎？」凱特．亨利問道。

「歡迎回來！」科恩邊說邊跟著我走進護理站。「我查了一下麥考伊的底細。昨天你走了以後，我翻過他的病歷，挺有趣的。」

我轉過身來，看見護理站外頭的一群病患正往鄰近的封閉式院子走去，準備來場例行的放封活動。跟著人群經過護理站的麥考伊在走進院子前，還懶洋洋地向我們這群小人國揮揮手。

「這傢伙應該要坐牢吧？」我說：「他昨天幾乎要把人打死了。」

項先生一手從護理站的桌上拿起厚厚的黑色檔案卷宗，朝門口走去。

「這裡誰沒殺過人？」項離開前丟下這句話。多數醫護人員也跟著離開護理站。

帕蘭琪從後頭輕推了我一下，笑著說：「難道你想一個人留在這不成？」

我們在走廊上走了一小段，項拿出鑰匙開了一扇門，眾人魚貫進入會議室。這間房間說真格的，還真稱不上是會議室，不只空間侷促，連扇窗也沒有，不過是個小小的方形空間，裡頭一張桌、十張椅，還是昨天麥考伊拿來砸威金斯的那種。等到所有人都坐下，項把卷宗放上桌，晨會正式開始。

一般醫院每天一早都會討論所有病房的病人，並且視病人情況決定討論程度，同時擬定當天的照護計畫。我曾在UCLA醫學院擔任助理教授，參加晨會已有不下數千次的經驗。

「昨晚出了點問題。」項將雙手交叉於卷宗上，對眾人說：「夜班人員竟然在走廊上聞到菸味。」項說：「到里昂．史密斯的房間裡一查，果然一群人又在房裡聚賭。和先前幾次一樣，空氣裡都是菸味，病患圍成一圈，地上還有幾枚銅板。我們進去時，史密斯手裡還握著骰子。」

「威金斯不是和史密斯同寢室？」帕蘭琪問道。

「把他的床搬開就能賭了。」項說：「空間大好辦事。」

「對某些病人來說，同理心確實不是強項。」莫娜蓬說。

「讓我猜猜看。」盧耶拉．科提斯以嘲諷的方式加重語氣中的警戒成分。「老陳跟里奇蒙也在裡頭？」

「答對了。」凱特．亨利嘆了口氣。

盧耶拉轉向我說：「C病房區其實很容易掌握。」她將手指向門口，「賭博都在北翼，吸毒呢就到南翼，東翼則有買春問題，至於……」她搖著頭，放下指向門的那隻手。「至於西翼則是麥考伊的管區，裡頭百無禁忌，見怪不怪。」

此時，年約五十多歲、身材瘦高的非裔社工莎林．拉森也附和說：「分成這樣還真是有心，東西南北各有所司，想走丟都沒辦法。」

「買春？」我這才回頭追問，但是沒人回答。我還以為自己聽錯了。

「麻煩大家找時間和聚賭的史密斯先生聊聊好嗎？」項延續正題說道。

「當然。」我說，其他人也附和。

項打開手上的黑色卷宗。接下來一個小時，眾人開始討論C病房的四十位住院病人，從病情診斷、藥物處方一直討論到治療規畫。過程中一有需要，我和其他人便適時補充意見。

「今天的健走活動九點開始。」拉森說：「有人能陪我去嗎？」

「我OK。」帕蘭琪說：「不過我十一點要回來弄症狀處置。」

「要上學的今天有四個人。」凱特・亨利說：「教室那邊一樣十點來接人。」

「上學？」我提出疑問。

「我們院內提供病患完整的學校課程，還有合格教師授課。主要提供高中學位，不過想念大學也可以安排。」凱特・亨利答道。

見識過麥考伊和其他C病房病患之後，我不禁開始想像這群人在教室裡上課的畫面。

「法務今天下午一點開會。」科恩接著說：「病房管理會議則是三點舉行。」

「我兩點要帶美術組。」我們病房的休閒治療師表示。

「別忘了還有電話組。」蘭迪補充：「還有今晚是電影之夜，要放《星際大戰三部曲》。」

「病人每天都這麼忙啊？」我問。

「我告訴你，閒了就容易出亂子。」項說。

「那這麼多活動都在哪裡舉行？」

「大部分就在病房內進行，不然就在大樓其他地方。」帕蘭琪表示。

「有人陪嗎？譬如院警？」我質疑道。

「當然沒有。」凱特・亨利說：「有警察盯著，治療哪會有效？」

我還沒來得及回話，項就把卷宗向後翻，會議進入下個主題。

「席格醫師，你和科恩兩位是新進人員。」他說：「有必要讓二位瞭解每位病人當初犯下的罪行。這不說不行，相當重要。」

項翻了一頁卷宗，然後按字母順序逐一點名，並簡單描述所有病人的罪行，期間語調平穩，像在處理熟悉事物一般，單調而平直。一連串聽下來，大部分病患背的都是殺人罪名，有的還是累犯。除了謀殺，另一大宗是強暴犯，其中施暴的對象有女性，也有孩童，更有不少人是重複施暴。有幾個人則腳跨上述兩大類別，意即所謂的先施暴，再謀殺。值得一提的是，幾乎每起事件都涉及藥物與酒精。

項在唱名期間稍作暫停時，科恩便趁勢向眾人解釋：「**大規模殺人**（mass murder）可是有特別定義的。我查過了，至少要同時同地殺掉四個人才能算是大規模殺人。所謂的縱欲殺手（spree killer），則是在同一時段於不同地點接連殺害多人。

「不過連環殺手（serial killer）又不一樣了。」科恩繼續說：「連環殺手只要殺三個人就成立，但是必須是在不同地點、不同時間犯案，譬如泰德・奔第（Ted Bundy）[1]就屬於連環殺手。就性別而言，男性之所以殺人，多半是為了復仇，要找他們覺得對不起自己的人討公道，所以下手對象大都是上司、同事、父母或陌生人。至於女性通常會對自己的小孩下手。」

莫娜蓬斜睨了科恩一眼。「你平常都在讀這種東西嗎？」

項無視科恩的發言，繼續唱名：「米格爾．塞凡提斯。臉上總戴著紙製的蘇洛蒙面俠面具，耳朵上掛著粉紅色抹布。」

這人我有印象，本來還想找人問問是怎麼回事，但後來就忘了，現在聽項解釋正好。

「這傢伙是怎麼回事？」科恩問道。

「抹布比起之前算好了呢！」帕蘭琪表示。其他C病房老鳥一聽，忍不住做鬼臉。

「塞凡提斯原先習慣在臉上塗抹糞便。」項表示：「當時每天都要替他清理個兩到三次，東西有時還會卡在鼻子裡，非常麻煩。」

一陣噁心感湧上我的喉頭。

「塞凡提斯生病時年僅十歲。」項繼續向我介紹病人：「幾年前，他停止服用藥物後，便私自離開寄宿照護家庭，與家人失聯。一年後，犯下兩起強暴案，受害者分別為年僅六歲與七歲的女童。病人將兩童勒斃後，埋屍於附近的公園。」

「一週後，一名男子遛狗時，屍體被挖了出來。」蘭迪補充。

我靜默不語，項則繼續說：「和塞凡提斯同寢室的老洪，故事也差不多。病了好一段時間，

---

1 譯註：美國連續殺人犯、綁架犯、強暴犯、戀屍癖者。犯案時間集中於一九七〇年代，一九八九年伏法身亡。

突然停止用藥，結果把自己母親殺了。事發當天，母親下班回家，洪站在玄關以衝鋒來福槍射殺她，一共開了四槍。事後，洪用鋸子把母親分屍，裝入紙箱，準備郵寄。」

「警方逮捕他的時候，他正準備把血淋淋的包裹塞進街角的郵筒。」盧耶拉補充。

「洪認為自己的母親與撒旦有一腿。」蘭迪表示。

項又繼續介紹了幾名病患，停了一會兒才又開口：「麥可・湯姆林，小學炸彈客。」

「還好當時是放學時間。」凱特・亨利說：「不過還是造成六名學童和一位老師喪命。」

「這件事我有印象！」我驚覺。「大概五年前？我沒記錯的話，他之前就曾經性騷擾過同校女童。」

「湯姆林先生同樣很早就發病了。」項繼續說明：「而且和前兩位一樣擅自停藥。停藥後，湯姆林開始吸食古柯鹼，一年後便犯下炸彈案。」

「湯姆林是哪一個？」我問。

「就是以為自己在主持廣播電台那位。」盧耶拉說。

項接著描述用美工刀刺死陌生人並將對方皮膚一刀一刀割下的哈蘭・威斯特；再來則是殺了老婆、再把她切塊煮熟的奧利佛・柏恩斯。「後來房東太太聞到臭味跑去關心，結果也被殺了。」項補充。接著，還有在自家後院活埋父親的威勒加斯先生。

項一連講了其他好幾位病人，但所有故事很快就糊成一團，情節不是謀殺、重度強暴，就是肢解與惡意虐待。

「我……大概瞭解了。」項完成大半的病人介紹之後，我故意看看手錶，假裝還有事要忙。「也許剩下的個案，我可以晚點自己看？」

項闔上資料夾。謝天謝地。

不過，我突然想到還有一件事。無論令我多不自在，還是得弄清楚。

「麥考伊呢？」我問道。

科恩一聽，精神都來了。「麥考伊殺了加油站的收銀員。據警方報告指出，兩人為了一包口香糖起爭執。麥考伊直接擊碎櫃台的玻璃窗，不顧殘餘碎片，硬是把受害者從裡頭拖出來，再以碎玻璃砍下受害者的頭。」

「不過有趣的是……」科恩接著說：「後來才發現他之前還殺了兩個人，但都沒被警方抓到。其中一人被麥考伊持煤渣磚當頭擊斃，另一人被他拿鋤頭劈死。後來，麥考伊因為加油站一案被抓，才說腦中不斷有聲音要他下手，於是被送到離這裡不遠、靠近聖路易奧比斯保（San Luis Obispo）的亞塔斯卡德羅（Atascadero）州立醫院，然後又被轉到洛杉磯郊區的帕頓（Patton）州立醫院待了一段時間。他身上的幾個案件最後看來都是合意判決，一起以 PC 1370 ICST 作結，另一起則類歸 PC 1026 NGRI。不過說到底，故事都是一個樣，他每次犯案都是安非他命嗑到恍惚的狀態。」

「那些編號代表什麼意思？」我問。

「ＰＣ是懲戒編號 penal code 的縮寫。」科恩答道：「１３７０和１０２６代表兩案分別適用的州法編號。最後的英文代碼則用來說明犯人在犯罪過程中的精神狀態。NGRI（not guilty by reason of insanity）代表犯人犯案時已發瘋，因此視為無罪。至於ICST（incompetent to stand trial）則代表精神狀態不適合受審，意即對被害人下手時仍神智清醒，直到案件進入司法程序才陷入瘋狂。基本上，只要看這串代號，就知道病患是因為何種司法與精神因素入院。」

我在新訓那幾天和科恩成為不錯的朋友。雖然他和我一樣都是C病房的新人，顯然他近來非常用功。

我心裡打算，接下來幾晚要好好做功課。「那合意判決又是什麼？」

「就是檢察官和公設律師雙方都認為，當事人精神狀態太過異常，不適合接受審判，也不需要為其犯罪行為負責。」科恩說：「這種情況下，法官便會依兩造協議，將當事人送往司法州立精神病院。」

「聽起來似乎不太嚴謹……」我說。

「那就是所謂的『週五下午』心態吧。大家都累了，也懶得再辯論了。」科恩表示。

第四章

真的，我的罪再重，也只不過就是在沒有牌照的情況下經營墓地而已，更何況他們全是毫無存在價值的娘娘腔和小混混。

——「小丑殺人魔」約翰・韋恩・蓋希（John Wayne Gacy，蓋希平時以小丑為職，在兒童派對演出。警方後來在蓋希家中後院挖出二十八具遺體。遭小丑殺人魔勒斃者共計三十三人，皆為男性青少年）

「昨天一片混亂中，是不是有人提及麥考伊在收保護費？」晨會快要結束時，我突然想到。

「其他病患要是不付錢，就得等著被揍。」莫娜蓬說。

「麥考伊也會要求你的家人把錢匯給他家人。」帕蘭琪補充：「這傢伙網撒得很大。」

「而且威脅對象不只是病患和家屬。」項說：「院方人員也曾經受害，所以別和麥考伊扯上關係。可惜這教訓，威金斯是帶著滿頭包才學會的。」

「院警知道這個狀況嗎？」我說。

「當然。」項說：「院警只說他們已經展開調查。」

「聽起來他們不太當一回事。」我說。

「聽起來根本是狗屁。」科恩哼了一聲。

「那是否考慮加重麥考伊的服藥劑量？」我問。

「麥考伊並沒有接受藥物治療。」帕蘭琪說。

「他腦子沒問題。」盧耶拉說：「只是安非他命嗑上癮。」

「不過不知怎麼地，他就是有辦法說服法官，讓法官以為他真的瘋了。」科恩補充。

「那傢伙哪裡瘋，狡猾得要命。」莫娜蓬說。

我的焦慮開始增強。「這裡所有人都是罪犯嗎？」我問。

我原本就知道州立精神病院裡不乏精神病態之流，譬如詹姆斯・荷姆斯（James Holmes）[1]、安德列亞・葉慈（Andrea Yates）、大衛・博柯微茲（David Berkowitz）等人，只是沒想到為數如此眾多。

「這裡幾乎所有人都是從法院轉介而來。」項說：「暴力犯罪同時又患有心理疾病者，或是假裝患有心理疾病者，全都送來了。」

「精神異常又有暴力傾向的罪犯，不是應該送去州立監獄嗎？」我問道。

「這正是本院引以為傲之處。」凱特・亨利回答。

「監獄至少有槍和警衛啊。我們除了藝術治療課程和一堆護理師之外，還有什麼？」我反駁。

「院內人員全受過專業的衝突管理訓練。」凱特・亨利語畢，一陣令人不安的沉默籠罩會議室。

「那是自然的了。」科恩說。

凱特・亨利眨了眨眼。「我們在這裡的努力成果，不言自明……」

又是一陣沉默。

「你剛說幾乎所有病患都是法庭送過來的？」我說。

「有九成。」

「剩下一成呢？」

「單純患有精神疾病。」項說：「主要是院內較年長的一群，早在我們開始收容罪犯前已經入院，至今尚未離開。其中有些人可說是在這裡過了一輩子。」

「我還記得以前只收容精神病患的日子。當時法院尚未掌控整個體制，病患還安全地關在院裡。」拉森懷念地說。

「法院現在還過問院裡事務嗎？」我問道。

「有人跟我說，我們每六個月必須針對每個病患交報告，向法官解釋病人狀況，說明病人為何尚未痊癒，以及病人為何仍然可能造成危害。」科恩說。

1 譯註：一名大規模殺人犯。二〇一二年七月二十日，荷姆斯於美國科羅拉多州的世紀戲院（Century Theater）開槍射殺觀眾，造成十二人死亡，七十人受傷。

過去幾年來，這種法院報告我自己也寫過不少份。「那如果病患或病患律師不同意我們的評估結果，是不是我們就得上法庭為自己的立場辯駁，證明病患不適合出院？」我說。

「我想是這樣沒錯。」科恩回道。

「那誰來保護威金斯這種純粹患有精神疾病的病患，不受其他罪犯傷害？」我接著問。

「我們。」凱特．亨利說。

「那誰又來保護我們？」

「哈，我們不都有這小東西帶在身上？」科恩邊說，邊示意自己腰際上的警報器。「緊急時還能拿來丟人，達到自我保護的目的呢！」

科恩把話說成這樣，凱特．亨利依然不為所動。

「這些人如果本來就該關進監獄，那院裡為什麼沒有維安人員？」我問道。

「這裡是醫院。」凱特．亨利選擇簡短回覆。

「可是……」我正要開口，就被項打斷。

「下個話題。」他說：「今天早上的病房事務如下。羅杰．威斯特十一點鐘有牙醫約診，是否確認？」

「威勒加斯不是把他的門牙給打掉了？」帕蘭琪說。

「對，威斯特的約診已經取消。」蘭迪插嘴：「我剛才在傳真機上看到了取消單。我們這裡的牙醫只負責拔牙，威斯特顯然已經被人拔過牙了。」

「不過威勒加斯下午則得去傷口照護門診報到。」盧耶拉說：「他手背的指關節上有割傷，看起來有抗藥性金黃色葡萄球菌感染。」

另外再確認幾件事情後，項便闔起黑色卷宗。不過所有人依然坐著，並未起身。

「有受傷的相關報告嗎？」莫娜蓬嘆口氣。

「威金斯那裡是否有消息？」項開頭，朝我望了一眼。

「昨天已經空運送往郡立醫院。」我說：「我親眼看到直升機起飛。」

「威金斯是個好人。」帕蘭琪補充：「非常熱中參與藝術小組，圖也畫得很棒。」

「差一點把人弄死，難道不用坐牢？」我不解地問：「麥考伊應該要送去監獄吧？」

「就算警察到院抓人，送往監獄，監獄最後還是會把他送回我們院裡。這種事我們見多了。」項說。

「什麼見多了？」我問。

盧耶拉碰了碰我的手，對我說：「麥考伊這個人注定要待在州立精神病院，大概一輩子也出不去。」她說：「監獄不收他這種人，不然一開始也不會把人送到我們這裡來。他們對患有精神疾病的人避之唯恐不及。」

「所以麥考伊想攻擊誰就攻擊誰嗎？」我仍不放棄。

「我們沒其他辦法。」項說。

我坐著，陷入驚愕的靜默中。

「湯姆醫師那裡有消息嗎？」帕蘭琪問。她看起來如坐針氈，好像光是吐出這幾個字就讓她痛苦萬分。

「夫人說醫師對外界逐漸失去反應。」項的語氣雖然控制得當，但箇中痛楚一聽便知。「最近一次斷層掃描顯示湯姆腦部的血塊擴大，家人並不樂觀。」

「湯姆醫師過去幾個月來不斷出入加護病房。」莫娜蓬補充：「不過每次結果都一樣，腦部出血不斷惡化。他們真的束手無策嗎？」

我恢復鎮定後，開口問：「我怎麼沒見過湯姆醫師？發生什麼事了？」

項向前一傾，開始向我解釋：「在你來以前，湯姆醫師是我們C病房的精神科醫師，能力相當出色，找你來就是要遞補他的位置。事發當天，住十一號房的艾力克斯．馬修斯把他在運動場找到的金屬灑水管殘骸帶回病房。」項緩緩地說：「也不曉得他是怎麼辦到的，我們每次搜查明明都相當徹底。

「午餐後，馬修斯躲到寢室門後，由同寢室的威農．錢伯斯要求見醫師，結果湯姆一進門，」項的左腳微微抽動。「馬修斯就以金屬水管重擊醫師頭部，醫師昏厥倒地後，還以腳持續攻擊。湯姆醫師後來陷入昏迷，至今未醒，頭蓋骨破裂，內出血嚴重。」

「馬修斯之所以懷恨在心，」帕蘭琪解釋：「是因為湯姆前一個禮拜停了馬修斯的奧施康錠（譯按：強力止痛藥，有嗎啡效果），因為馬修斯服藥時被護理師抓到沒把藥吞下去，而是藏在嘴裡，事後再轉賣給其他病患。」

「馬修斯當初就是為了弄到奧施康錠，才把自己的手腕弄斷。」盧耶拉補充。
「湯姆醫師至今已經動了三次手術，但好像都起不了作用。」拉森沮喪地指出。
「湯姆醫師今年四十二歲。」凱特．亨利說：「和夫人艾倫育有兩個小孩，一個七歲，一個五歲，還有一個在媽媽肚子裡。」

我差點忘記要呼吸。

「別告訴我馬修斯沒有為此坐牢？」我咕噥道。

「他被關了一個月，現在已經回到十一號房。」項說：「坐牢沒什麼大不了的，待個幾天，裝瘋賣傻，最後都回來了。」

這場對話猶如一段揉花了的繩索，四散後硬聲掉落。首先打破沉默的是科恩，他指著我的頭問：「傷口還好嗎？」

「還好，沒什麼大礙。」我回答。

「抱歉，當時沒能幫上忙。」

「別這麼說，當時狀況也很難幫得上忙。」

「這就難講了。」科恩反駁：「以心理師來說，我算是人高馬大的了。」

「可不是，不然派你來這裡幹嘛。」

「這一切的狗屁倒灶實在該有人出面解決一下。」科恩握緊拳頭。

會議結束後，我們走出會議室，經過長廊回到護理站。深陷思緒中的我，突然感覺到袖子被人拉了一把。

「醫師……」這傢伙的口氣就好像密謀著什麼。「我得離開這個地方。」眼前的病患，一頭深色髮絲糾結在一起。「你現在就必須放我出去。這裡不安全。」

對方抬起頭來，我看見他臉上戴著蒙面俠蘇洛的面具，兩耳塞著亮粉紅色抹布，整個人像長出霓虹色小狗耳朵的浣熊。

「塞凡提斯。」我說：「有什麼事嗎？」

「我早就警告過湯姆醫師，但他不理我。」塞凡提斯說：「現在我要警告你。」他用頭朝走廊上的其他病患示意，輕聲說道：「我沒瘋，他們也沒瘋，是這個**地方**瘋了。你現在不讓我出去，就會和我們所有人一起死在這裡。」塞凡提斯那對粉紅色的狗耳朵不斷搖擺。

第五章

請問你最常想到的字眼有哪些？

1. 燒／殺
2. 猴子
3. 嗯……
4. 不知道。

——線上心理測驗「你是瘋狂罪犯嗎？」

由於塞凡提斯那頭亂髮、臉上戴的面具，還有粉紅狗耳朵實在太過搶眼，以至於我第一時間沒發現他是光著身子在走廊上和我說話。

「你怎麼沒穿衣服？」我最後脫口而出，同時環伺四周，試圖求助。

「你白痴嗎？」塞凡提斯回道。

「你耳朵裡怎麼塞了抹布。」我試著拖延時間。項與盧耶拉兩人正拿著大毯子走來。

「我這人說到做到。」塞凡提斯吐了口口水，接著向我展示他右拳握著的一支紅色金屬尖物。

「不想辦法把我弄出去，我就刺穿你的大腦。」

話才說完，項與盧耶拉就雙雙出現，兩人以毯子包覆塞凡提斯裸露的身軀，將他帶回走廊盡頭的寢室。

「他手裡有根尖……」我說。

「席格醫師？」此時，一位身材魁梧猶如美式足球後衛、身穿一身藍色病人服的黑人男子對我大叫一聲，隨即像一列火車朝我直衝而來。我手一伸，試圖觸動腰際警鈴，結果竟然伸錯邊，撲了空。當這列巨大的藍色火車頭終於煞車靜止時，我才趕緊喘口氣。

「你不認得我了嗎？」黑人男子說：「我是湯姆．卡勒瑟斯。」

這一聽，我如釋重負，差點連膀胱都把持不住。剛才開會的時候，項就提過這個名字，只是我一時沒想起來。

「卡勒瑟斯先生？你怎麼會在這裡！」我匆匆吐出這幾個字。二十年前左右，我曾在大醫院精神科接受四年的住院醫師訓練，卡勒瑟斯就是我當時的病患。他年紀輕輕便受許多問題所苦，病情不輕，來來回回也出入洛杉磯郡立精神病院十數次。當時我們時常促膝長談。

我倆的關係始終相當複雜。卡勒瑟斯的原生家庭充滿酗酒、藥物與暴力問題。在他的青少年歲月，我可說是他身旁唯一正常的大人。

忽然與卡勒瑟斯重逢，使得周遭一切再次清晰了起來。「聽說你之前闖了大禍？」我問。

「如果你有時間，我再告訴你發生什麼事。」卡勒瑟斯回道。

「今天下午好了。」我看到項在此時從我身後走回護理站。「一言為定。」我說。

「太好了。」卡勒瑟斯高興地說道：「到時見囉。」卡勒瑟斯語畢便轉身離開。

我匆匆追上項的腳步。

「塞凡提斯手上有把尖物你知道嗎？」我邊說邊推開護理站大門。「他剛才恐嚇說要刺死我。」

「是認真的恐嚇嗎？」項說。

「聽起來很認真。」我說。

「手上的尖物你看見了？」項問。

「看見了。」

「尖物警報！」項忽然大喊。他在護理站的電話旁傾身拿起一支大麥克風。

「全面封鎖，所有人員注意，全面封鎖！」項的聲竟透過擴音系統在鋪設磁磚的走廊上迴盪。項接著轉過頭來對盧耶拉發號施令：「通知院警，快！」盧耶拉一聽，立刻拿起桌上的電話，按下零字鍵撥號。

「C病房發現尖物，目前全面封鎖。」盧耶拉對著電話說。

「全面封鎖，所有人員注意，全面封鎖！」項再次對麥克風大喊。喊完後，項朝我一看，只說了一句「開始播放噪音」，便扭開門旁的一處開關。

霎時間，地獄般的空襲警報開始怒吼，閃燈不停閃爍。我用雙手牢牢蓋住耳朵。

項抓著我的手臂，同時示意站在一旁的科恩跟上，我們三人就這麼朝塞凡提斯的寢室衝去。

「得在他把東西藏起來以前逮到他才行。」項一邊用力甩開塞凡提斯的房門，一邊大喊。門一開，只見塞凡提斯隻身站在寢室中央，穿上了病人服。

「把手打開來。」項對塞凡提斯大吼，可是手打開後，卻空空如也。項開始從頭到腳仔細搜身，連上衣與褲子的每一處接縫都不放過。「找不到。」項說。

我和科恩檢查了房內各個角落，什麼也沒找到。

「我看到的是一支金屬尖銳物。」我在一片轟鬧中拉高聲音說道。

「一定是藏起來了。」項怒斥：「找不到沒關係，我們拿X光機來掃。」語畢，我們一行人便離開了房間。

走廊上，院內人員魚貫地引導病患回房，可見眾人平時就演練有素。不少女性工作人員引導的，都是比自己體型大上一倍的男性病患。偶爾可以聽到不服從指令的吼叫，但令人眼前一片炫白的閃燈，已經有效將病患的抵抗減到最低。

所有病患回房後，病房大門也鎖上了。項從口袋裡掏出一串鑰匙，將其中一把插入牆上的控制面板。這一轉，閃燈與警報聲才停下來。

噪音後的耳鳴尚未退去，但遠處傳來的汽車警笛聲依稀還能辨別。

「千萬別錯過待會兒的《愛車問答秀》。」NPR主播在房裡自言自語：「搞笑的汽車兄弟檔湯姆與雷伊將在節目中回答您任何有關愛車的問題。」

病房一封鎖，大隊警力馬上進駐。包含柯爾在內的十二名員警，帶著兩隻高大的棕斑德國牧羊犬旋即抵達現場，兩隻警犬皆配戴塹鞍，頸上繫著短繩，由昨天在安全檢查口見過的年輕警察邦班牽著。

所有員警皆身穿黑色衝鋒衣，手持警棍，頭戴高科技安全帽；帽上大約額頭處印有個人姓氏。進入C病房後，大隊人馬便朝項圍了過去。

「席格醫師目擊病患手持尖物。」項說。

一群人朝我看過來，連警犬也轉過頭來。

「我剛才目擊塞凡提斯手握金屬尖銳物。」我說。

「尖物現在在哪裡？」邦班問。

「搜了身，房裡也找過了。找不到。」項說。

「用X光搜過了嗎？」邦班問。

「還沒。」項說。

此時，一旁高大壯碩的哈里森代理隊長站了出來，他有著軍人身材，頭戴的銀色安全帽還印有一顆金色五芒星。只見他從後口袋掏出一本活頁筆記本，翻開來問我：「有在上面嗎？」我看了一眼哈里森隊長遞給我的筆記本，上頭有四十八張照片，全是自製武器，拍攝角度各異其趣，但每張照片裡都放了一把木尺作為比例參照。琳琅滿目的自製武器看起來粗糙，但是相當具有殺傷力。我指了指一張細長尖物的照片。

「就是這個。」我說。

「是眼鏡側架。」哈里森向眾人大喊，接著從我手中把筆記本抽走，塞回褲子後的口袋。「行動！」他突然大聲宣布。

哈里森一聲令下，所有員警兩兩一組分頭搜索病房的四個走廊，邦班則再次握緊警犬的韁繩。我看著一切進行，發現項和其他病房人員也加入警方的搜索行列。

「來吧！」科恩朝我聳了聳肩。「搞不好滿好玩的。」

接下來便是所謂的病房地毯式搜索，人員仔細搜查病房的每一個角落，試圖找出違禁品。員警破門進入各個寢室，將病患壓制在牆上搜身，我們則是在房裡幫忙翻箱倒櫃，掀開床墊，連牆壁底部與地板接壤的踢腳板、門軸、燈具等所有物品的溝槽與凹陷處都不放過。我開始清查衣物、書籍等物品，同時在厚重的窗戶毛玻璃周邊仔細摸索，看看有沒有外界可偷渡東西進來的孔洞。

至於兩隻警犬，也全力投入搜索工作，四處嗅查床鋪與衣櫃，還有百般不願被狗嗅聞的病患。搜索期間，警犬起了兩次較大的反應。一次是在某寢室的書桌抽屜裡找出一小袋藥丸，另一次則是在一只洗衣袋裡找到一小罐扁鋼瓶，院警將瓶子打開一聞，隨即宣布：「是酒！」

「好傢伙！」柯爾輪流拍了拍兩隻警犬的頭。

過程中，各種聲響不絕於耳，先有警靴在亞麻地板上發出的摩擦聲，還有警棍敲擊寢具的悶棍聲，再來則是二十四只床邊茶几被翻倒，裡頭東西像瀑布般傾瀉而出、散落一地的聲響。

一開始，所有病人都強調自己什麼也不知道，一臉不可置信的表情，但不久之後，這樣的情緒就被憤怒取代，病人開始在抗拒中與員警發生角力。十一號寢室內，柯爾就解決了一位高大的年輕黑人男病患，讓他束手就範。過程中，兩人翻倒一張桌子，讓其中一隻警犬狂吠不止，我則發現拉森在一旁張大眼睛看著一切進行。

忽然間，房內混亂加劇，有人把門甩上，還聽到出拳的聲音。一群院內人員衝了進去。

「五點式束身！」項大喊。一名護理師聽到後，匆匆往束身室走去。

我和項對到眼。「是馬修斯。」項說。

病患若具有危險性，且可能對自己、其他病患或醫護人員產生即刻危害，院內人員便會採取束身處理。束身時，受過相關訓練的醫護人員會將病患的手腕與腳踝分別固定在床的四個角落，使其呈大字型仰臥，此即所謂的「四點式束身」。如果四點式仍不足以制伏病患，則會外加「第五點」，即在腿、腰或胸處，以皮帶綑綁於床上，避免病患「上下扭動彈跳」。此外，病患如果開始吐口水，會再加上面罩，形狀類似養蜂帽，只是材質由鐵網製成。如此固定後，醫療人員才會為病患施打緊急藥物。

至於所謂的束身室，是由一張單人床與一扇帶鎖的大門組成，旨在孤立病患。不過孤立病患的同時，院內人員仍會嚴密監控病患狀況，直到病患恢復冷靜。此流程便是所謂的「隔離與束身」。

十一號寢室的混亂結束後，只見柯爾先從房裡走出來，一群醫護人員才將馬修斯帶出房間。莫娜蓬開了束身室的門，讓眾人將馬修斯扭送進去。

「醫師，請幫忙確認處方？」項從藥物室的門廊向我喊道。

「你們通常用什麼藥？」我問。

「B52轟炸機。」項回道。

「OK。」我說。我一答應，項便開始調製藥劑。

B52轟炸機是戲稱，內容物為五毫克的哈泊度（強力抗精神藥物）、兩毫克的安定文（類似煩寧的強力藥物），以及兩毫克的可捷錠（鎮靜劑）；三者混合調製而成的藥劑，足夠讓一匹馬乖乖入睡。

在警犬的帶領下，我們一群人走進另一間房。科恩此時突然出現在我身旁。房裡頭，站在牆邊的是卡勒瑟斯和室友曼努爾．奧特加。奧特加身材瘦弱，年事已高，是個坐輪椅的西班牙裔老人。卡勒瑟斯不斷盯著我，直到員警將兩人帶開搜身。

「你是這樣對待父執輩的嗎？」卡勒瑟斯認為員警對奧特加太過粗魯，忿忿地說道。然而幾位警察仍然我行我素。確認兩位病患都沒有問題後，員警的注意力便轉移到房間各角落。

警方開始翻床倒鋪，執行較為吃力的搜索，我則是一一瀏覽隨意散落在床單上的文件，並且在過程中找到一枝沙皮牌（Sharpie）簽字筆。

「醫師，幹得好！」邦班拍拍我的手臂說：「沙皮牌簽字筆！新來的醫生找到的！」宣布完畢，邦班慎重地將簽字筆放入出勤拍檔手中的塑膠袋。

「放進袋子裡，總比插在某人的背上好。」一項說。

正當我們要轉身離開，卡勒瑟斯又開始盯著我看，讓我感到頸部一陣灼熱。眼見警察陸續離開房門，我也帶著不安的心情跟上。

我們這組人馬接著來到塞凡提斯的寢室。我們一個接一個排在門前，兩隻警犬則站在一旁。杵在室友洪的旁邊的塞凡提斯，依然戴著蘇洛面具和粉紅色狗耳抹布。洪是一名優雅、冷靜的年輕亞裔男子，留著一頭金色馬尾，指甲塗上蜜蘋果紅的蔻丹，與塞凡提斯兩人互搭著手。稍早看到的金屬尖物，如今就像獻祭物一般，置放在房裡其中一張單人床的毛毯正中央。

邦班放下手中的警棍，從口袋抽出一只乳膠手術手套戴上，像處理放射性物質一樣，小心翼翼地接近床上的物體，以拇指和食指輕輕取起來，移至燈光下檢視，最後再放進身旁員警手持的塑膠袋裡。

我走近看一眼，的確就是眼鏡其中一側的鏡架。原本耳朵處的弧度被拉直、削尖，看樣子能輕易戳傷人。

找到尖物後，醫護人員繼續在房裡搜索，員警則是負責搜塞凡提斯和洪的身，先要兩人將雙腳張開，雙手貼牆，再讓警犬靠近檢查。洪因為害怕動物，反彈極大，差一點沒昏倒。塞凡提斯見狀，一手摟住洪的腰。

例行公事結束後，兩隻警犬分別退下。

「行了。」柯爾喊道。

「塞凡提斯先生、洪先生，兩位請移步。」項堅持並將兩人帶出房門。塞凡提斯離開時，舉起一隻手，開始握拳搓揉左邊的太陽穴，那雙粉紅狗耳朵也隨之搖擺。

其他人繼續搜索房內，但沒找到什麼。

「塞凡提斯為何自動交出尖物？」一行人正準備往外走時，我忍不住問。

「眼鏡在這裡是常見物品。」項說：「根據病患權利規定，眼鏡不得限制。今天他用眼鏡變出一把武器，明天就能再變出一支。」

「放在床上那支尖物，」護理師指出：「搞不好根本不是你看到的那支。」

我最後再看了房裡一眼。「東西到底能藏在哪裡？」我說，但眾人已經離開寢室。

最後一間房裡住的，正是比爾・麥考伊。此時，其他隊伍的員警也加入我們的行列，兩隻警犬則是分別站定，待命攻擊。

C病房區只有三間單人房，其中一間就給了麥考伊。一進門，只見麥考伊身穿新洗好的病人服，放鬆身子，靠著窗，站在房間盡頭。眼看眾多表情嚴肅、手持警棍的員警一步步往前靠近，麥考伊雙腿站得穩穩的，以同樣的姿態迎接眾人，冷靜沉著，一點也不退卻。他那刺滿刺青的雙手，像兩串火腿肉一樣垂著。其中一隻警犬開始低吼。

麥考伊舉起一隻手，向眾人說道：「各位先生，請進。我已經恭候各位多時，房裡亂了點，還請各位見諒。我實在不常待客，諸位今天又來得突然。」

此時，幾乎所有警察都驚愕得無法動彈，唯獨科恩一人，天生就是要來對付這傢伙似的，堅定地走向麥考伊的床邊，扯下床單，開始搜查床墊，再轉向書櫃檢查，最後才趴在地上，搜索床底下。

科恩在床底下找到一只小型機械物品，整張臉頓時亮了起來。

「待會最好記得洗手。」麥考伊說：「誰知道這東西到過哪裡。」

「這是刺青器。」一位高䠷的員警說道。

「刺青器？」麥考伊裝得一副受傷的模樣。「這是油墨與金屬製成的雕塑品，我上藝術課的作品。」

「收走吧。」科恩站起身，遞出手中的戰利品。

柯爾以兩層塑膠袋包覆這只機械物品，再放入邦班手持的那袋違禁品裡。麥考伊將雙手放在腰後際。

「兩個禮拜的心血就這樣沒了。」他邊嘆氣邊走向走廊。「各位，請便吧。」麥考伊忽略任何協助，直接朝外走去。經過兩條警犬時，麥考伊故意跺了一步，弄得兩隻狗把繫繩拉得老直，興奮得流口水。麥考伊見狀笑了笑，便消失在走廊盡頭，讓員警把他的寢室搜得天翻地覆。

搜房結束後，各搜查小組回到護理站休息。警方將搜到的違禁品全放在工作檯上，一一拍照存證。

C病房明明是封閉式的精神病房，周遭還有高聳的柵欄包圍，出入門禁又由高度戒備的安全檢查口管控，竟能搜出這麼多千奇百怪的物品，實在令人驚奇。

員警分別為卡勒瑟斯的沙皮牌簽字筆及麥考伊的刺青器拍照存證。「一般偷渡手法主要是把東西藏在DVD播放器裡。」項說。接著，在一只警犬搜出的信封當中，員警找到三顆威克倦（一種廣受歡迎的抗抑鬱劑），病患將之搗成粉末後，以鼻道吸食；還有六顆奧施康錠（即馬修斯先前藏在兩側嘴裡的麻醉止痛劑）。最後，除了一小罐烈酒，另外起出的十四根香菸也全由警方拍照存檔。

「一支菸在院內要價十塊錢。」項說。

接著是尖物部分。除了眼鏡側架改造而成的尖棒，這次地毯式搜查還起出一片長方形的浴室碎玻璃，其中一端還以抹布纏著當把手。此外，還有一小把削尖的螺絲起子。

眾人安靜了一會兒之後，我率先打破沉默。「尖物這個字聽起來實在令人不舒服。」我邊說邊拿起眼前的螺絲起子。

「不過技術上來說，這把螺絲起子並不是尖物。」科恩說：「所謂尖物，指的是粗工私製、自行削尖的武器。」他繼續解釋：「尖物通常由原本無害的物品改造而成，例如眼鏡側架，目的是拿來刺傷他人。至於螺絲起子本身不需加工或改造，就具有相當危險性，因此不能算是尖物。」

聽科恩這席話讓醫護人員與警方紛紛轉向他。

「尖物／shank，原本指從前配給犯人的獄靴上，連結足根與足弓的金屬物件。」科恩繼續說：

「那塊金屬物件就叫 shank，以前的囚犯會把鞋子挖開，取出金屬塊，再削尖製成武器。」

「這你也知道？」我問。其他員警聽完了演說，正準備轉身繼續處理違禁品。

不過科恩已經先一步離開護理站了。

警方將所有起出物件掛上名牌、分類，再次與項確認無誤，便離開護理站，走上空無一人的走廊。

「還行吧，醫師？」柯爾離去時，站在護理站門口對我喊道。他剛剛和馬修斯搏鬥，臉頰現在看上去還有些腫脹。我對到他的眼神，便朝自己的臉頰指了指。柯爾見狀，笑著說：「值得，值得。」語畢，凱特．亨利開門讓員警離去。

一個小時過後，診療團隊再次集結，找史密斯處理昨晚聚賭的問題。

「夜班人員表示，昨晚抓到你在房間裡聚眾賭骰子。」項說。

「胡謅！」史密斯怒斥。

「禁足一週，不得離開病房。」項宣布。

「去你的。」

「史密斯先生，我們在團隊課程學過，發生這種事情的時候該怎麼做呢？」帕蘭琪問道。

「去妳媽的。」

第六章

一部分的我想著：「好想和她聊聊天，約約會。」另一部分的我卻同時想著：「不知道把她頭砍下來插在竿子上會是什麼樣子？」

——艾德蒙·坎普（Edmund Kemper，坎普十五歲時即手弒兩位祖父母，並於一九七〇年代謀殺、肢解六名加州聖塔克魯斯〔Santa Cruz〕地區的搭便車女性。此後，更殺害親生母親及其友人。坎普最引人注目之處，在於其兩百零五公分的身高及高達一四五的智商）

「我們來幫你安排一間辦公室吧。」拜訪過史密斯之後，凱特·亨利這麼說。我一聽，拿起幾份病歷表，跟了上去。

我和凱特·亨利離開病房，走上長長的中央走廊。凱特打開好幾扇門之中的一扇，接著將鑰匙交給我。「有問題的話，隨時可以問我。」

辦公室不比監獄牢房大，帶著斯巴達式的清簡嚴峻，裡頭只有一小扇打不開的骯髒玻璃窗、一組一九四〇年代的古董金屬辦公桌椅、一台老舊的桌上型電腦，還有一只凹陷的垃圾桶。

我將手上的病歷放在桌上，坐下來將電腦打開。蛾摩拉這地方雖然老舊，最近卻建置了電子需求系統，可以說是少數擁抱現代技術之處。我點開醫師需求頁，為塞凡提斯安排坐崗人員。

所謂坐崗人員，就是負責監控危險病患，避免病患傷害自己或他人。不論病患走到哪，坐崗人員都得隨侍在側，一天二十四小時採取輪班制度，直到緊急情況解除（通常約二至三天）。坐崗人員通常會拉張椅子，坐在病患房外，透過開啟的房間直接監控房內，因此稱為坐崗。坐崗人員相當重要，常常可以拯救性命。

接著，我試圖用另一套軟體替幾位病患安排驗血，但使用起來非常不順手，系統不斷跳出錯誤訊息，最後我索性作罷，把電腦關掉走到外頭透透氣。

一走出門，我被走廊上滿滿的病人嚇了一跳，這才發現午飯時間到了。只見眾人朝長長走廊另一頭的餐廳走去，於是我被一大群飢腸轆轆的精神病患淹沒。

一般人只要聽到蛾摩拉裡的醫護人員與病人並未隔離，通常都會感到訝異。事實上，這裡的病患和其他醫院沒兩樣，都是住在無人戒備的雙人房裡，可以與醫護人員在開放式的走廊上自由互動。雖然病房大門上了鎖，但病患在院方的護送下，仍可為不同的目的頻繁進出病房大門，譬如到鎮上看醫生、到鄰近的訪客中心見親友、去隔壁大樓參加治療團體，或是到院區另一頭的圖書館看書。

因此，病患用餐時來往的走廊，和醫護人員進出辦公室所使用的走廊是同一條。這樣的安排非常危險，尤其是如果有病患落單，醫護人員等於必須和病患單獨面對面，身旁一個人也沒有。

我快速回到辦公室後，開始寫病歷、讀數據。到了三點鐘，已經雙眼昏花，筋疲力盡。

我起身再次向外頭走去，此時的走廊已經空空如也。打開病房大門，外頭人行道不到十呎處，一隻孔雀就站在我面前，不願讓路。

我試了兩次，還是趕不走牠；牠把頭抬得老高，仰天長嘯，接著忽然用短劍般的鳥嘴試圖啄我的腳。

「喂！」我邊叫邊跳向一旁，沒想到牠竟然重整腳步，再次朝我發動攻擊。我往後再跳一步，差點沒啟動腰際的個人警鈴。

我怎麼會淪落至此？我設法找回理智，克服啟動警鈴的衝動。原來孔雀近看要比想像中大得多。身子一轉，我快速回到病房。

還沒回到辦公室，警報就響了。我和科恩加入其他人員，快速往C病房移動，原來另一場仗已經開打。

「臭婊子！」馬修斯被三名院方人員押向束身室時脫口罵道。盧耶拉把頭枕在雙腿之間，屈膝坐在地上流著鼻血。

閒置的院方人員與警力開始將其餘病患引導至戶外庭院，日班人力則將盧耶拉團團圍住。帕蘭琪拿來一疊紙巾，抽出一張輕壓在盧耶拉的兩側鼻翼上。盧耶拉像暗夜裡忽然被汽車頭燈照到的野鹿一樣，眼睛瞪得老大，在急促的呼吸中，咕噥吐出幾句西班牙語。

「發生什麼事了？」我問項。他跪在盧耶拉身旁，用手臂護著盧耶拉的肩頭。

「盧耶拉告訴馬修斯下午服藥時間到了。」項試圖控制語氣中的情緒。「結果他一轉過身，直接就給她臉上一拳。」

「馬修斯不是在束身室嗎？」科恩說。我也跟著跪在盧耶拉身旁。

「兩個小時後就放人啦。」項說：「他說他冷靜下來了。」

「太誇張了。」科恩表示：「他稍早可是和警察打架欸！」

「去和行政部門反應啊。」項說：「按現在的規定，病患要是在束身室待太久，我就等著丟工作。」

我輕輕將染成猩紅色的紙巾移開，一看才發現盧耶拉的鼻子已經一片青紫，歪七扭八。我湊上前去，仔細檢查盧耶拉的雙眼。

血要是流進眼裡，可能造成視盲。通常眼部有出血狀況，角膜下方內側及虹膜之間，會產生一道新月形的紅色血記，還好仔細一看並未發現。

不過，當我要盧耶拉以視線追蹤我的手指時，她的右眼卻動也不動。一般而言，眼眶骨如果有碎裂情況，很可能壓迫到神經或肌肉，導致眼球無法移動，算是非常嚴重的問題。

我接著檢查了盧耶拉的脖子，同時確認她臉部及舌頭的肌肉完整。這幾個部位若出問題，很可能代表頸部或脊椎受傷。

「我們馬上幫妳安排檢查。」我邊說邊扶盧耶拉站起來。還處於驚嚇狀態中的她，腳步仍有些不穩。蘭迪於是從會議室找來一張椅子讓她坐下，我扶著盧耶拉的手輕聲說道：「撐著點……」

急救小組抵達後，便將盧耶拉抬上擔架車推出C病房，送往郡立醫院。

「狀況多嚴重？」項緊張地詢問。科恩就在一旁，聽得見我們說話。

「鼻梁斷了。」我說：「而且右眼無法橫向轉動，可能是眼眶骨折，壓迫到神經或肌肉所致，也許需要動手術才能處理。」

「天啊！」項嘆道。

科恩看起來快氣炸了。

「診內沒有護理師了。」項說：「一共十二名護理師，占所有人員一半之多，可是現在全都受傷告假。找不到更多共用護理師了，不可能有人會來。」

「護理師又不是笨蛋。」拉森怒道：「誰會想來這裡？臉被打爛值得嗎？」

「你不就來了。」科恩說。

「你不也是？」拉森還擊。

科恩默不作聲。

「打電話給行政那邊的混帳吧。」拉森繼續說：「也許他們可以過來擋個一、兩班。下一拳我看就給他們挨好了。不然乾脆直接打給州長，我第一個教訓他。」

那天之後，我原本以為眾人會陷入崩潰，沒想到大夥竟然慢慢把自己的情緒和憤怒給控制住了。事實上，在接下來的幾個月當中，同樣的狀況我還看過好幾次，每當一連好幾個正常人理應無法容忍的日子過去後，C病房人員一次又一次展現驚人的素養，默默回到工作崗位。起先也許工作效率比平常慢，但很快就可以恢復正常，使C病房「尋常的一天」再次展開。

回到辦公室，我望向滿是髒汙的窗外，可以看見一塊老舊的病患專用庭院，裡頭有個高起的花圃，六個種植箱如今已雜草叢生，只剩一隻孔雀獨自啄食著荒蕪的泥土。

也不知道在窗前站了多久，當我記起和卡勒瑟斯約好要談話的時候，已經太遲了。我的狀況不好，太陽又下山了，我只想回家。鎖上辦公室後，我和碰巧經過的科恩道別。

接近大門時，我回頭望一眼正準備用晚膳的C病房病患。在人群中，可以看見塞凡提斯與洪兩人牽著手步行，後頭跟著一位坐崗人員。至於馬修斯，則一臉活蹦亂跳，正熱切地與布德羅談話。NPR主播則走在人群最後頭。

「以上是主播位於沃布岡湖的新聞報導。」語畢，電台主播便溜進了餐廳。

我拿出鑰匙，將其中一把插入門鎖，卻突然被餐廳傳來的匡啷聲嚇著。轉身一看，竟然是一只金屬餐盤被人摔到餐廳外的走廊地板上，鏗鏘作響。顯然有人從餐廳裡把餐盤丟出來，砸到走廊另一側的窗戶。只見值小夜班的技術員艾瑞克緩緩走到門外，撿起餐盤，堅定地走回餐廳。

我跟著艾瑞克走上前去，準備提供支援，不過顯然事件已經結束。我站在餐廳門口附近仔細聆聽，只聽到餐具碰撞聲及眾人低語交談。

走回大門時，我再次回頭，緊張地望了餐廳一眼，然後在走廊上等了幾分鐘，確定和平沒有被打破。

在確定沒有問題之後，我才開鎖出了大門。此時，外頭已經一片漆黑，夜色重重籠罩院區，天空裡沒有月亮。

穿越C病房前方的草坪後，才走上大路沒幾步，我就看到眼角有些動靜。我停下腳步，轉身一看，竟發現遠處路燈的燈光之中，病房圍籬內一塊寫著「閒人莫近」的牌子下方，有兩個人影襯著漆黑的夜色，站在C病房大樓後方。

這兩人穿著深色連帽外套，不斷賊頭賊腦地朝兩旁張望，不過似乎沒發現我的存在。我看見其中一人拿出一盒香菸，另一人見狀連忙將菸收進懷裡，接著拿出一把鈔票交換。交易完成後，兩人便消失在C病房大樓後方。

我動彈不得，不曉得如何是好。由於害怕被看見，試圖先保持冷靜，才步行離開，沒想到走了約莫十步，便忍不住拔腿狂奔，一直跑到安全檢查口為止。

彎下腰來喘氣時，我回頭望向大路，私自做了決定，不管我目擊的是什麼勾當，都要讓它見光。我用手擦擦額頭上的汗水，將個人警報器和鑰匙繳回，按著早上的來路走過迷宮般的門禁區。離院的安檢層級比早上入院時還嚴格，每道關卡都得出示識別證讓機器讀取，一扇又一扇的門才會打開。

幾近空曠的停車場裡，照明有些昏暗。圍籬上一只燈泡以黑鐵線懸掛在空中，孤單地照著我的卡車及一旁的兩輛車子。我走到車門前，找起車鑰匙。

「這到底是什麼鬼地方？」黑暗中傳來這麼一句話。

仔細一看，說話的人原來是科恩。

第七章

任何人皆可能患精神疾病，垃圾清潔夫、政治人物、超市收銀員，誰都可能生病，自己的父親、兄長、阿姨，誰都不例外。

——法蘭克．布魯諾（Frank Bruno，英國拳擊手、前WBC重量級世界拳擊冠軍，患有躁鬱症）

晚飯後，人在家裡的我就像身處於平行宇宙，回到兩天以前的生活，那彷彿是上輩子的事。我和老婆、小孩享受晚餐後，再連看兩集約翰近來最愛的電視劇《波特蘭迪亞》（*Portlandia*）。準備就寢時，我站在英格麗身旁，看著化妝鏡中的我們倆。她正緩緩地梳著一頭金髮。

「怎麼了？」英格麗小聲地說。

我也不知道該從何說起，但我清楚知道，盧耶拉被攻擊的事不能和英格麗說，塞凡提斯威脅要拿刀捅我的事也不該提，病房地毯式搜索肯定得略過，至於尖物、和病患共用的走廊等等，這些也全都別說比較好，但回過頭來想，我又不能什麼都不說。

「和我同病房的心理師科恩和我，是今天最晚離開C病房大樓的兩個人。」我說。
「是你受訓時認識的那位嗎？」英格麗問道。
我點點頭。「他比我先走一步。我要走的時候，餐廳剛好出了點小狀況，我跑去看，還好沒事。確定沒事後我就下班了，但才走到大樓外，就看到柵欄燈下有兩個人在大樓後方鬼鬼祟祟。」
「警察嗎？」英格麗問。
「不是。」我說：「兩個人在買賣香菸，交易完成後就跑了。大樓後方照理說絕對不會有人出沒才對。」我等著英格麗的回應。
「然後呢？」她簡單說道。
「然後，我走到停車場，結果遇到科恩醫師。」
「所以？」
「所以他有可能是那兩人其中之一。」這可終於把話講出來了。「他應該沒想到會在停車場撞見我。」
「可是如果科恩在大樓後方進行買賣，怎麼會比你先到停車場？」英格麗問道。
我想了想。「我不知道，妳說得對。那地方太瘋狂了，弄得我也快瘋了。」
閉上眼後，我在床上翻來覆去睡不著，最後乾脆坐起身來。我看了一眼時鐘，接著朝書房走去，時間接近午夜十二點。
我從書櫃上抽出一本精神醫學課本後，坐下來開始閱讀。知識就是力量，而當下的我，太需要力量了，我必須弄清楚蛾摩拉到底是怎麼變成現在這副德性。

精神疾病與犯罪問題，自有文字記載以來皆然。世界上第一部成文法，亦即古美索不達米亞的《漢摩拉比法典》裡，就明文規定不得懲罰精神異常的罪犯，而歷代以降，各種形態的人類社會也大抵遵循這樣的原則。

在英國法與美國法中，所謂的「精神障礙辯護」已有多次先例。當晚，我仔細閱讀了許多篇幅龐大、辯證曲折的文章，試圖瞭解有關麥克諾頓案法則（McNaughton rules）、無法抗拒之衝動測試（irresistible impulse test）、德蘭法則（Durham rule），以及美國法律研究院（American Law Institute）的模範刑法典（Model Penal Code）測試等議題。

做完功課以後，我的結論是科恩稍早對「精神障礙辯護」的介紹，基本上正確無誤：NGRI代表「犯人犯案時已發瘋」，而ICST則代表「人在受審時精神狀態異常」。不論是NGRI還是ICST，都代表被告不用坐牢，只需依法接受醫療照護。

除了上述兩類以外，還有專門用來形容在獄中發瘋的個案，亦即MDO（mentally disordered offenders）。犯人出獄當天，若經判斷精神異常，具有危險性，也會改送州立精神病院。這一類個案嚴格來說，雖然不屬於「精神障礙辯護」的討論範圍，但MDO在各州立醫院的人數卻不斷上升。

以精神障礙作為辯護的相關案例不斷受媒體大篇幅報導，但成功辯護者僅占所有個案的四分之一左右。儘管如此，精神障礙辯護還是有遭到濫用的可能性，犯人可以在殺人後聲稱自己精神異常，或者犯案時受藥物、酒精，甚至是高糖分點心影響[1]，藉以脫罪。這種唬弄手法雖然一般難以得逞，但百密總有一疏，譬如C病房就有幾名病患當初靠著滿口謊話躲過死刑，成功進入州立精神病院。

最後一類騙子則寄居於反社會人格障礙——ASPD（antisocial personality disorder）的大旗之下。這裡的**反社會**，指的並非這些人喜歡獨來獨往、難與人打成一片，而是指這群人無法遵守社會規則，亦即他們會不斷犯下強盜、謀殺與強暴案件。

ASPD這類人都是騙子與投機者，能敏銳觀察弱點所在，加以利用。這些人是奸巧的商人，時常從事藥物、贓物、槍枝的買賣，也擅長經營保護費制度，受害者若不付保護費，就會被打得鼻青眼腫。此外，性產業、賭博、偷渡、打架等不法行為，也都有他們的份。

這群人也是所謂的詐騙分子，擅長使用過人的操縱技巧，博取他人的信任後，從他們身上榨取利益。ASPD個案也往往是所謂的社會病態者，可說是社會上的職業罪犯。患有ASPD者，約占州立監獄人口的五〇％到七五％。

1　譯註：一九七八年美國舊金山政治人物哈維·米爾克（Harvey Milk）遭到謀殺，被告律師以被告晚近放棄健康飲食，改而大量攝取 Twinkies 等高糖分點心為證，指出被告受憂鬱症所苦，提出精神障礙辯護。以訛傳訛後，律師的陳述被誤解為「被告因攝取高糖分 Twinkies 點心而導致精神異常，才會犯案」。英文中 Twinkies defense 於是成為「以莫名其妙原因試圖脫罪」的代名詞。

有關ＡＳＰＤ此一主題，我其實不需要讀太多資料就已相當瞭解，因為過去幾年，我應付過不少此類個案。這些人深深困擾著精神學界，因為他們並不能算是精神異常，卻可以惟妙惟肖地讓人以為他們患有精神疾病。事實上，蛾摩拉裡頭就有少數人是單純的ＡＳＰＤ患者，全憑著裝瘋賣傻騙過法官與檢察官，躲過牢獄之災，成功進到院裡；麥考伊顯然就是其中之一。

每當面臨長期監禁或死刑臨頭，這些人就會開始假裝精神異常，譬如傑克．尼克遜（Jack Nicholson）在電影《飛越杜鵑窩》（*One Flew Over the Cuckoo's Nest*）中飾演的角色蘭德．派翠克．麥克墨菲（Randle Patrick McMurphy）就是如此。麥克墨菲的精神並無異常，只是患有ＡＳＰＤ。

不過，讓蛾摩拉這地方更棘手的是，院內病友中其實有不少人同時患有ＡＳＰＤ與精神疾病。這些人就是所謂真正病態的犯罪分子，也就是我們常聽說的那群，能犯下各種光怪陸離、可怖至極的案件。單單患有ＡＳＰＤ的社會病態者會策畫股票詐騙案件、偷取他人錢包、在販毒過程出問題時直接射殺交易對象，但同時患有ＡＳＰＤ與精神疾病的人，會以為自己聽到上帝的旨令，進而把人一刀一刀切成碎片。蛾摩拉的主要人口組成，就是上述這兩種人，這也正好解釋了蛾摩拉為何如此難以管理、充滿危險。

時間已經來到凌晨兩點，我把書闔上歸位，回房就寢。

第八章

「克麗絲，羔羊停止哀鳴了嗎？」

——漢尼拔．萊克特，《沉默的羔羊》

隔天早上，我帶著睡眠不足的倦意與啃蝕不去的恐懼，起床沐浴更衣。英格麗比我早起，我下樓時，她正在客廳電視機前那輛健身腳踏車上揮汗運動。我拿起走廊邊桌上的醫院識別證、車鑰匙和皮夾後，準備出門上班。根據聲音判斷，約翰此時才準備起床。

英格麗站在我旁邊，臉上容光煥發，頸子還披著一條毛巾。「我知道你昨天很晚睡。」她說：「有什麼要幫忙的，儘管跟我說吧。」

我輕吻了英格麗的臉頰，同時對剛走出房門、出現在走廊上的約翰揮揮手。剛睡醒的約翰勉強擠出一張笑臉，有氣無力地回應。

車子發動以後，我朝家裡的正門大窗看了一眼，發現掀開的窗簾後頭浮現約翰的身影。我用嘴型說出「我愛你」，並且朝約翰指一指，窗簾又回復原狀。扭開車上的收音機，我打檔將車開上街。

上班的途中，我順便去了一趟辦公室，再步行到C病房，過程中一片安靜。打開病房大門，我步行在空盪盪的走廊上，準備要去會議室開晨會，只是才走到一半，就遇到項和其他人。進入會議室後，我在搖晃的桌邊找了張椅子坐下來。

我仍然無法接受昨天發生的一連串事件，或者說，仍然說不出話來。關於塞凡提斯揚言要和我同歸於盡，或是下班時目睹的香菸交易，我一字未提，也沒有主動問盧耶拉的現況。

「病患都去哪了？」我決定討論別的事情。

「在寢室裡。」項回道：「每個人都靜悄悄的，但我們知道這是暴風雨前的寧靜，一種聲東擊西的概念。大事就要發生了。」

「什麼大事？」我問。

「聽說B病房那邊有人看我們這裡的病患不順眼，應該是叫麥克．莫根的那個傢伙吧。」帕蘭琪說。

「莫根的病情不輕呢。」說話的是一位我沒看過的白人中年護理師維吉妮亞．韓考克。「莫根之前也住在C病房，我們對他還記憶猶新。」

「妳好，我想我們還沒見過面，我是席格醫師。」我向韓考克問好。

「韓考克在這裡好幾年了。」項如此介紹：「她剛剛休完六個月的長假。盧耶拉現在沒辦法工作，能找到韓考克算我們運氣好。」

「很高興認識妳。」我說：「歡迎回來。」

「能歸隊我很高興，」韓考克說：「也很高興認識你。」

「莫根那傢伙不簡單，很有生意頭腦。」項將談話帶回主題。

「不管你要什麼，莫根都能幫你搞定。」莫娜蓬說：「兩位醫師需要喝什麼嗎？」

科恩搖搖頭。「沒關係，先不用。」

「之後不管缺什麼，」莫娜蓬繼續說：「藥啊、酒啊、菸啊或是食物，莫根都有辦法呢！」

「酒？」我問道。

「所謂在院內私釀的酒。」帕蘭琪插嘴補充：「用餐廳的什錦水果發酵製成的。」

「發酵過的什錦水果？」科恩將一根手指伸入嘴裡，假裝作嘔。

「切記不要惹到莫根。」項說：「他的爪牙遍布院裡各個角落，要是惹到他，包準會吃到苦頭。」

「莫根這次應該是衝著馬修斯而來。」拉森表示：「我的消息來源說，他們上週在販賣部起了點小衝突。」

「妳在醫院裡有消息來源？」我問道。

「人是會說話的。」項表示。

「我猜天下沒有白吃的午餐？」科恩說道，但項沒有回答。

走廊上突然傳來馬修斯的吼聲。「別惹我，你這白人臭小子！」

「去你媽的！」對方以同樣大聲的音量回嗆。混亂於是展開，撞擊聲、叫罵聲、拳頭打在臉上的悶響聲紛紛傳來，我害怕得無法動彈，不過團隊其他成員已經快速動員。

「好戲開始！」話才說完，項就啟動了腰際警鈴，為眼前的一片混亂再添警報聲與閃燈。此時，連科恩在內的所有人都站了起來，等項一把門打開，就向外一衝，加入戰局。

這群人的勇氣究竟從何而來，至今仍然是個謎，因為我沒有這樣的勇氣。站在門前的我，被眼前的暴力震懾得動彈不得，反觀科恩已經像名老手加入戰局。現在看起來，整個病房的人都在互相毆打。

現場只見馬修斯流著鼻血站在尚恩·卡佛面前。卡佛是身材魁梧的年輕白人男性，左眼因為顴骨腫得跟雞蛋一樣大而睜不開。一旁，項與韓考克把布德羅壓制在地，而倒在他們腳邊的是科恩，現在正準備爬起身來。另一側，三名院方人員護送塞凡提斯和洪，將兩人帶至安全區域，任務完成後，才又回頭加入一片拳打腳踢的混戰。

馬修斯此時一記右勾拳打在卡佛另一邊的臉頰上，這一打，卡佛就像醉漢一樣開始旋轉。卡佛恢復平衡之後，身體一縮，馬上還給馬修斯一拳，只見和石塊一樣大的拳頭不偏不倚地打中馬修斯的下巴，讓他應聲倒地。

項和其他護理師見狀，便拋下各自的戰鬥，一起過來包圍卡佛，並用自己小人國般的四肢包覆卡佛巨人般的手腳，將他壓倒在塑膠地板上。

倒在地上的馬修斯，血液從下巴滴落到地面上，但他曲膝一腳站起後，隨即發出一陣怒吼。

此時，科恩和我對到眼，在我也無法解釋為什麼的情況下，我們兩人一齊往前衝，把馬修斯撞倒在地。我死命抓住馬修斯的一隻手不放，等了快要一輩子這麼久，才有人扯了扯我的衣領，把我拉出來。回頭一看，原來是柯爾，站在他後頭的則是邦班。

儘管院警已經抵達現場，這場混戰並未停止。一名年長的病人忽然從背後偷襲邦班，用拳頭直接攻擊他的頭頂，所幸項很快就把這個人拉走。幾名員警最後終於制伏馬修斯，將他押送至束身室。

項與科恩連手將仍未回過神來的卡佛從地上拉起來，壓制在門框上。項伸手解除隨身警報器後，震耳欲聾的警報聲和刺眼的閃燈雙雙停止，精疲力竭的所有人這才喘了一口氣。

沒想到就在這一刻，卡佛突然展現海克力士般的力氣，奮力掙脫眾人的壓制，然後從襪子裡抽出預藏的金屬尖物，朝馬修斯衝去。此時所有人都看傻了，唯有項一人全力朝卡佛飛奔而去，自腰際高度撲倒他，推向最近的牆面，同時伸手一揮，直接將卡佛持尖物的那隻手重重壓在門框上，尖物應聲落地。

項接著抓住卡佛的一隻手，然後臀部一轉，以柔道過肩摔的巧勁將卡佛重重摔在地上。警方再一次層層壓制卡佛，我趕緊衝上前去搶過尖物。仔細一看，原來是削尖的門軸。

不到十分鐘，C病房一切恢復正常。卡佛與馬修斯兩人皆已注射鎮靜劑，關進了束身室。我替兩人檢查，確定沒有任何神經傷害及臉部創傷，等他們都夠冷靜之後，另外安排了X光檢驗。

至於其他病患，在醫護人員的戒護下全數回到寢室，警方也替卡佛手上的尖物拍照歸檔。另外，我之前見過的兩名工友開始清理、消毒地板。院方人員都站在護理站裡，各自洗了把臉。

「昨天地毯式搜索的時候，怎麼沒找到剛才那把尖物？」科恩質疑。

「真不知道還有多少東西沒搜出來。」我說。

「剛才的一片混亂怎麼沒麥考伊的份？」科恩說。

「麥考伊太聰明了。」項邊說邊洗臉：「他只打贏得了的架。」

項簡短在鏡中檢視一番自己腫脹的臉頰，接著便回到護理站電腦前，開始點擊滑鼠。科恩、凱特．亨利和我三人則在一旁看著。

「這傢伙一定另懷鬼胎。」科恩說。

「完全同意！」凱特附和。

離開C病房前，韓考克注意到我。我們倆都站在護理站門口不遠處，此時的她正用手搓揉自己的肩膀。

「妳受傷了嗎？」我問。

「沒事的。」韓考克回道。

「我可以請教妳一個問題嗎？」我說。

「請說。」

「妳先前請假，是不是因為工作時受了傷？」

「六個月前某次壓制病人的時候，我不小心拉傷肩膀的旋轉肌群。」韓考克說。

「真是遺憾。」我說：「不過已經康復了嗎？」

「算是預期中最好的復原狀況了。」韓考克語畢，笑了一笑。

我也對她微笑。「可以再請問一個問題嗎？」

「那當然。」

「妳為什麼選擇回來呢？」

韓考克想了一會兒，才開口說：「我回答之前，可以先問你一個問題嗎？」

「沒問題。」

「你有宗教信仰嗎？」

「噢，我的老家在猶他州。」我邊說邊納悶她為什麼要問這個。「我來自有宗教信仰的家庭。」

「我把這裡的工作稱為『耶穌』的工作。」韓考克說：「我常問別人，如果你知道耶穌要來地球待上一天，在哪裡可以找到他？」

我透過窗戶望向護理站外頭，剛好看見柏恩斯推著輪椅緩緩經過，一邊自言自語，一邊瘋狂地比著手勢。

「我們不做的話，還有誰願意來照顧這些病人呢？」韓考克把話說完，拍了拍我的手臂，走出護理站。

我想了一會兒韓考克說的話，接著突然想起還沒依約與湯姆．卡勒瑟斯詳談。

找到卡勒瑟斯的時候，他一個人坐在日光室的沙發上。病房的日光室是一處不小的公共區域，病患可以在這裡聚集，一起聊聊天、打打牌、看看電視。我抵達的時候，電視正在播放福斯新聞。

「卡勒瑟斯，我們到走廊上聊一聊，好嗎？」我邊說邊踏進日光室。

「那天不是說好禮拜二嗎？」他不為所動。

「對不起，」我向他道歉：「這兩天的狀況太混亂了……」

卡勒瑟斯將眼神移開電視螢幕，站了起來。我都忘了他本人有多高大，不自主地向後退了一步。

「那天地毯式搜索時，你沒有幫我說話。」卡勒瑟斯忿忿說道，朝我逼近一步。

我把手移到腰際警鈴待命。「我再一次向你道歉。」我說。

卡勒瑟斯停了一會兒，終於嘆道：「你想找我談什麼？」看來他多變的性情最終還是讓他掉進憂鬱症的深淵。卡勒瑟斯就是這個樣子，他生的病叫快速循環型躁鬱症，典型症狀就是病人的心情起伏交替比一般躁鬱症還快，在短短一天、甚至是一小時內，就能從躁進跌入憂鬱狀態。我深知卡勒瑟斯需要密集監控，因為這種情緒的大幅振盪曾讓他萌生尋短的念頭。

「我們到會議室聊吧。」我建議。

「好。」卡勒瑟斯說：「對了，我看你的手就別放在警報器上了吧？」

進到會議室後，卡勒瑟斯和我分別在會議桌的兩端坐下。如今再次重逢，我心中不禁再次出現二十年前經歷過的感受——對我來說，卡勒瑟斯至今都尚未成人，還是那個活在驚恐中的青少年，不只充滿痛苦，還亟需安慰。與其說他是我的病人，不如說他更像是我的多年老友，或是長大成人的兒子。

「是什麼事把你送來這個地方呢？」我說。

卡勒瑟斯停了一會兒，才開口說：「我後來結了婚……」我聽著卡勒瑟斯娓娓道來，可以感覺到他的情緒正在脫離低壓。我們談話的語氣開始變得輕鬆，慢慢回到二十年前。「但這場婚姻實在是一場錯誤，那女人麻煩透了，你知道，有些女人就是能把男人的生活搞得悲慘無比。」

「我可以想像。」我說。

「無論如何，」卡勒瑟斯繼續說：「有一天，她一如往常中午就開始喝酒，沒多久又開始滿口惡言。我告訴你，那女人還真能罵，一個又一個狠毒到你沒聽過的字。我們吵了一整天，到了晚上情況更加惡化，她的話愈來愈針對我、愈來愈難聽。接下來發生的事情，我直到今天都記得清清楚楚，廚房的時鐘指著十點二十三分。多年來，這女人給我吃過多少苦頭，我覺得自己實在受夠了，當下就決定把她給幹掉。我找來一把二乘四吋粗的木棒，先一棒打在她頭上，再用屠刀分屍，用垃圾袋裝起來，丟進後車廂。」語畢，卡勒瑟斯搖搖頭問道：「很難相信吧？」

我瞪著卡勒瑟斯，無法應答。聽完他的故事，我才大夢初醒——眼前的人才不是什麼飽受驚嚇的青少年，他是如假包換的殺人兇手。

「一個禮拜後，我嗑藥太嗨，闖紅燈被警察攔下來。」卡勒瑟斯面不改色繼續說道：「警察聞到味道，打開後車廂一看，我就被送到這裡來了。」

「你那時有按指示服藥嗎？」我有氣無力地問道。

沒來。」

「拜託，當然沒有啊！」卡勒瑟斯說：「就是不吃藥才會那麼瘋啊。不過故事最瘋的部分還

「還發生了什麼事？」我感到害怕。一直以來，我對卡勒瑟斯的感覺相當複雜，但原本還能描述個大概，現在可是找不到字眼來形容了。

「我入院以來，」卡勒瑟斯說：「酒戒了，毒也戒了，還在環境維護小隊底下幹活，每個禮拜天都打籃球，一週還跑步三次，我這輩子就屬這段時間活得最健康。此外，我還參加病房的自治事務，和A翼的一個女生穩定交往。」卡勒瑟斯攤開雙手手掌說：「靠，早知道把那女的幹掉就能來這種地方，我應該早十年下手的。」

第九章

那由各種病入膏肓的混帳組成的刺耳噪音，如今我也成為其中的一分子。

——貝西．勒納（Betsy Lerner），《食物與憎惡：度量卡路里過一生》（*Food and Loathing: A Life Measured Out in Calories*）

禮拜五早上走進晨會的時候，我就知道時候到了。我原本打算先找科恩談一談，但後來發現那只是在延緩遲早會發生的事情。

待大家就座，我便開口說：「我知道我應該早點報告這件事，不過我禮拜二晚上下班時，看到病房大樓後方有狀況發生。」

「什麼狀況？」項說。

「有兩個人在交易一盒香菸。」

「是病患嗎？」帕蘭琪問。

「有可能，不過當時光線很暗。」我回道。

「這很嚴重哩！」項說：「我們會立即通知院警。」

「有看到賣方是誰嗎？」科恩問。我無法從他的表情看出他在想什麼。

「他們剛好站在柵欄燈打不到的地方，」我回答：「所以看不清楚。」

「那天晚上我也加班到很晚。」科恩說：「記得嗎，我還在停車場遇見你？」我點點頭。科恩繼續說：「但我什麼也沒看到就是了。不過物品買賣這件事本來就會發生，違禁品總是有方法走私到病房裡頭。」

「我會負責通知院警。」凱特．亨利說：「先別向任何人提起這件事，我們讓權責單位來處理。」

「沒問題。」我說。

「當然！」蘭迪補了一句。

接著，晨會一如往常繼續進行，好像什麼事也沒發生過一樣。不過這項技能我很快也學會了。

「是我的問題，還是今天病房的氣氛不太對勁啊？」當天下午在護理站裡，我向眾人問道。

科恩用下巴指向一群往庭院走去的病患。這群人輕鬆地聊著天，臉上還掛著微笑。跟在後頭的麥考伊則對我們揮揮手。

「注意到哪裡不對勁了嗎？」項問道。

「他們沒有像平常那樣互相毆打？」科恩回道。

「看到他們手上的聖經嗎？」項說：「這是不好的徵兆。」

「聖經為什麼是不好的徵兆？」我說。

「每個人都有一本聖經，」項解釋：「裡頭什麼壞東西都藏得進去。」

「俗話說，鴉片是百姓的宗教信仰，還真有道理。」科恩插話。

「我們院裡每個月都會舉行一次週五晚上的禮拜，」項說：「不同病房的病人都會參加，算是院裡的盛事。」

「你的意思是說，今晚教堂會出亂子？」我問道。

「哪一次沒出亂子？」帕蘭琪表示：「買賣毒品、鬥毆、性愛、金錢、香菸，還不就是那些。」

「教堂裡也可以搞這些名堂？」我驚呼。

語畢，眾人看著我的眼神，彷彿我是個笨蛋。

「哇，這教堂可真壞。」科恩故意面無表情地開玩笑。

「難道不能取消禮拜嗎？」我問：「而且他們離開病房前，難道不能先搜他們的聖經？」

在場的老鳥交換眼神，顯然這點他們早就考慮到了。

「週五晚間的禮拜是每個月最重要的活動。」項說：「如果取消，一定會出亂子。」

莫娜蓬接著說：「而且院裡病患人權部門也說，搜索聖經是侵犯個人隱私的行為。要是我們真的搜病人的聖經，一定馬上被檢討，接下來就等著填一輩子也填不完的表格。」

「那怎麼辦？」我問。

「我們還能怎麼辦……」項說。

這時，原本往庭院走去的麥考伊忽然原路折返，似乎想起還有什麼事忘了做。只見他一路走到護理站前，先是把聖經抱在胸口，然後仰頭大笑幾聲，才走向院子。

「總有一天，這傢伙會嚐到苦果。」項低聲說。

「到時看看大笑的人是誰。」科恩附和。

當天下午稍晚，我人在辦公室，突然接到病房打來的電話。

「勒文警探找你。」項說。

我忙著寫每日病歷，便問項：「可以請他來我辦公室嗎？」

過了一會兒，項回道：「他說不行，要你過來。」

「是什麼事？」我正想問，不過項已掛上電話。

我回到病房，一邊緊張地把玩口袋裡的鑰匙，進入護理站。

「席格醫師嗎？」一位理著平頭、身穿短袖白襯衫、灰長褲、打著領帶的高䠷男子問我。我看著他腳上的鞋子，正是我時常聽聞卻從未見過的**警鞋**——黑色牛津款式，鞋根有些磨損，圓圓的鞋頭之下約莫藏著一只鋼片，鞋身擦得有些過亮。

「你好，我姓勒文。」對方開口自我介紹，和我握手。

「有什麼事嗎？」我問。

「我們到會議室說吧。」勒文語畢，我們往外走去，勒文顯然很熟悉方向。

我們對坐在木桌兩側。勒文像老電影裡的警探，從襯衫口袋掏出一本筆記本和一枝削短的鉛筆。「你說你目擊院內人員與病患從事香菸買賣？」他開口問道。

「是的，上週二晚上看到的，就在C病房後方。」我說：「我看到疑似院內員工的人，把看起來像一盒香菸的東西賣給另一個人。」我回道。

「可是報案時，你確定是院內員工。」勒文反駁。他的語調我不甚喜歡。

「我沒有看到是誰，只知道有可能是院內員工。」

勒文將筆記本往回翻了幾頁，然後伸手把筆記本遞到我面前，一邊用鉛筆指著上頭寫的字。「這上面說確定是院內人員，」他說：「你要改變說詞嗎？」

我的心臟跳了一拍。「什麼意思？我還沒有跟任何人講過這件事啊？打給你的人是凱特．亨利吧。」

勒文看來有些困惑，但什麼話也沒說。這傢伙道行很高，如果我心裡有鬼，可能早就原形畢露了。

最後勒文終於放棄。「看樣子你說得沒錯，上頭的確提到是亨利小姐報的案。」他這一說，我才鬆一口氣。「你是否向亨利小姐表示是院內人員在販售香菸？」

我再次警覺。「我向誰說了什麼不重要，總之我就是看到兩個人在C病房大樓後方買賣像香菸的東西。」

「能描述一下兩人的外觀嗎？」勒文用理所當然的語氣說道。接下來的十五分鐘，我盡可能巨細靡遺地形容那天看到的兩個人，期間勒文不斷在筆記本上寫下重點。問話結束，勒文將筆記本閤上，我們兩個人站起來，握了握手。

「要是還想到其他細節，」勒文對我說：「又看到了什麼，或是有人跑來找你談這件事，隨時打給我。」

「好。」說話的同時，如釋重負的感覺讓我有些不自在。忽然間，我想到一件事。

「你認識我們這裡一名叫麥考伊的病患嗎？」我問。

「身材高大、額頭上刺著**地獄**兩個字，用椅子毆打另一名病患的那位，對吧？」勒文表示。

「他會被起訴嗎？」

勒文想了一會兒才說：「那件案子仍在調查中。」語畢，便走向門口。

門才打開一半，勒文又轉頭對我說：「還有一件事，你知道院內人員從事香菸交易是重罪吧？不只會丟了工作，可能還得坐牢。」

「嗯，我現在知道了。」我回答。

「做我們這行實在是很有趣。」勒文邊說，邊給我一記燦爛的微笑。「有時候喊抓賊的，自己就是賊。」

我還沒來得及回答，勒文已經走出會議室。

我在蛾摩拉的第一週終於結束。週六早晨，我和英格麗一起到附近的山徑騎腳踏車，過程中她問了我醫院的狀況。我們把車子停在路邊，下車坐在地上聊天。

「我覺得蛾摩拉的所有人都是瘋子。」我說：「院內人員其實和病患一樣瘋。妳真該看看在裡頭工作的人，他們隨時要和那些罪犯或病患拳腳相向，一副稀鬆平常的樣子。有一次，走廊上兩個大塊頭互毆，血濺得到處都是，我整個人不知所措，但病房裡的其他人，不管是護士、治療師，還是心理師，全都一頭栽進戰局。護理長項先生甚至動手解決掉塊頭最大的那位。」

英格麗的表情看起來相當驚恐，她這個樣子我沒見過幾次。「我不是故意要……」我說。

「我沒事啦。」英格麗說：「不過你應該還沒講完吧？」

於是我把這週發生的事全盤托出——地毯式搜索、尖物事件、病房犯罪問題、病患鬥毆、馬修斯與卡佛大打出手、鮮血四濺、恐怖的氣氛、麥考伊、卡勒瑟斯（「他很好啊，雖然是謀殺犯，但熟識的謀殺犯總比陌生的謀殺犯好」）。此外，我也講了我那台老電腦和個人辦公室，還有凱特・亨利、醫院管理階層、前一任精神醫師湯姆、護理長項，以及心理師科恩等人的事情。「而且有一隻孔雀一直想啄我的腳。」我說：「每天都像在玩生死格鬥一樣，好瘋狂、好危險。」

「好，還有其他的嗎？」英格麗說。

「這還不夠啊？」事實上，我被塞凡提斯恐嚇、盧耶拉被毆打、勒文警探話中的指控等等，這些事情我都還沒提，也真的不願意去想。

「夠了，夠了。」她說。

英格麗沉默了一會兒，終於開口：「你整個禮拜都沒怎麼睡。約翰心情不好，連小狗都緊張起來。」

「我有注意到……」我說。

英格麗站起身，向前走了幾步，低頭俯看腳下的山谷。「為什麼要待下去呢？那地方太可怕了。」她問。

「我們需要這筆錢嘛。」

「這和錢無關。」英格麗轉身對我說：「我也不知道你是為了什麼，但絕對不是錢，沒有人會為了錢搞成這樣。」

我想了一會兒。

「我從來沒遇過這種狀況。」我說：「而且我才開始和團隊成員變熟。他們人都很好，我實在不想丟下他們，而且我們病房也缺醫生……」我的聲音愈來愈小。

「我愛你，也想支持你的選擇。」英格麗說：「但現在情況看起來很不樂觀。」

「我瞭解。」

英格麗走回腳踏車旁，一腳跨過車身。「再試兩個禮拜看看好了。」她說：「這樣合理吧？」

「好，兩個禮拜。」我說。

她邊說邊扣上安全帽的繫帶，同時將龍頭朝下坡的方向一轉。

「當然，如果額頭上刺地獄的那傢伙先把你打到不省人事，那又另當別論了。」

第十章

他晝夜常在墳塋裡和山中喊叫、又用石頭砍自己。

——馬可福音第五章第五節

耶穌問他說：「你名叫什麼？」回答說：「我名叫群」，因為我們多的緣故。

——路加福音第八章第三十節

C病房每隔一段時間就會發生不尋常的事。接下來兩個禮拜，是幾近一連串的混亂與警報。打架事件層出不窮，餐廳更常有突發的暴走事件，不過最令人痛心的，還是惡名昭彰的性犯罪者戈梅茲，竟然對護理師帕蘭琪下手。戈梅茲先是將帕蘭琪壓在護理站門上，然後試圖扯下她的褲子。這起事件幾乎造成病房大亂，其他病患和院內人員一樣對戈梅茲大為光火，甚至想要他的命。

帕蘭琪自然大受影響，回家休養了兩天，回來那天禮拜四的晨會上，她只說：「不工作就沒錢賺了。」

項也大受這起事件的影響。對他而言，護理師不論是情感上或肉體上受傷，都是他個人該負的責任，有切身的意義。他雖然沒多說什麼，但顯然大受打擊。

不過，不尋常的事很快就發生了。

「麥考伊，午餐時間怎麼還不吃飯。」當天下午，正當病患進入餐廳用餐時，項對著病房走廊喊道。

「真不好意思，謝謝你的提醒。」麥考伊說，同時和項對看一眼。他費力地穿上天藍色病人服後，便向病房大門走去。蘭迪為他打開大門。

到了禮拜五早上，吃藥時間結束後，馬修斯在地上找到了一顆藥丸。沒想到他竟然彎下身撿起藥丸，拿在手指間看了看，就交給站在藥物室窗口後方的帕蘭琪。

「這是妳掉的嗎？」馬修斯語畢，將藥丸放在帕蘭琪的手上。

之後，卡佛與馬修斯兩人在走廊上發生擦撞。人在護理站的我看到這樣的情形，動作馬上定格。在那電光一閃之後，馬修斯只丟下一句「不好意思」，兩人便各自離去。

午餐後，布德羅在走廊上找蘭迪談話。事後，蘭迪告訴我：「布德羅竟然邀我明天晚上一起看巨人隊對道奇隊的電視轉播。我遇過的人當中，就屬布德羅最懂棒球。」

「怎麼大家突然都變得這麼和善？」我問道。

「一定有問題。」科恩說：「這些人是職業騙子，一定有問題。這地方總是有什麼事情在發生。」

我們沒注意到拉森已經從後方加入我們，她開口說：「這些人也許是人渣中的人渣，殺了雙親或子女，或者連續對陌生人犯下強暴案件，鑄成永遠無法彌補的大錯，但總歸一句話，他們還是人啊。」

「我想這取決於妳對人的定義有多寬鬆。」科恩說。

「我覺得蛾摩拉裡的病患與照護人員，被迫在這裡不斷跳著一支荒誕的舞蹈。」拉森繼續說：「每天進入病房時那種無助的焦慮感，你們一定體會過吧？其實病患也有一樣的感覺。不同的是，他們天天都住在這裡，早上一醒來就深陷在C病房的夢魘中，一天二十四小時，一個禮拜七天。」

拉森雙眼盯著地板說：「人不能每分每秒都活在恐懼之中，所以我們每個人都替自己編了一個故事，解釋我們一開始為什麼來這裡工作，後來又為什麼選擇再次回來，以此說服自己這裡沒那麼糟。想當然耳，病患也會編織類似的故事，只是每當暴力事件發生，就粉碎了每個人各自精心打造的故事，所有人都得再次面對赤裸裸的現實，也就是我們全被鎖在這間瘋人院裡。」

科恩一聽，冷冷地說：「赤裸裸的現實？現實不就是被關在這裡的人並沒有得到應有的報應？」此時，塞凡提斯和洪碰巧牽著手經過。

「他們的確沒得到應有的報應。」拉森說：「至於如何化解這個兩難，真的很重要。其實，這個公式裡沒有所謂的公平。簡單來說，不論對或不對，加州政府就是把這些人送來這裡接受治療，並且花錢請我們來提供病患所需的治療。我們都是交易的一部分。病患選擇進入蛾摩拉，換取不用坐牢的機會，我們則是用自己的安全換取金錢。每個人只是想要盡其所能地度過每一天。

拉森繼續說：「其實關鍵還是在於控制。這裡的每一個人，不論是病患還是醫護人員，都深深相信控制的幻象。我們選擇相信一切都在控制之中，但只要有暴力事件，便會凸顯情況根本沒有獲得控制，而這正是這裡的一切如此令人不安的緣故。病患和我們一樣都在受苦。」

「控制的表象頂多只能持續一天而已。」科恩說。

「你說得沒錯。」拉森回道：「可是這正是為什麼馬修斯把藥還給帕蘭琪，為什麼卡佛和馬修斯沒有打架，還有為什麼布德羅這麼熱中棒球。他們也都想要重回平衡的狀態。」

科恩想了一會兒，便轉頭對拉森表示：「不管妳怎麼說，我還是不信任這些傢伙。」

拉森笑道：「哈，我也不信任他們。」話一說完，便朝護理站大門走去。

到了禮拜五下午，C病房就「恢復正常」了。正當病患排隊用餐時，兩名身形瘦弱的男子，奧利佛·柏恩斯（極清瘦、較年長的黑人男性）和曼努爾·奧特加（卡勒瑟斯的室友），各自推著自己的輪椅進餐廳用餐。前往餐廳的路上，柏恩斯的輪椅一不小心壓到卡佛的腳。

「他媽的搞什麼？」卡佛怒斥。單腳跳著的他，一手從後方用力打了柏恩斯的頭。這一打，搞得柏恩斯向前一撲，咚的一聲就正面朝下、悶摔在地。

「笨傢伙。」卡佛罵道，同時生氣地將柏恩斯的輪椅一腳踹開。

奧特加見狀氣極了，先是兩手抓緊雙輪，向後退了幾步，然後用力向前衝撞卡佛的膝蓋。這一撞，把卡佛整個人撞到了地上。

我伸手啟動警報，病房警鈴隨即尖聲大作，混戰立刻展開。不過出乎意料的是，病房人員將打架的人全數拉開後，很快就恢復平靜。只見卡佛一拐一拐地走向束身室，項則是手持注射針筒跟在後頭。科恩和我將柏恩斯扶上輪椅。

我試著替柏恩斯檢查傷勢，卻被他一手撥開。「我只想吃午餐，其他什麼都不用。」他怒道。

「還是讓我看一看吧……」我堅持道。

柏恩斯更用力地打了我的手，齜牙咧嘴地說：「去你媽的，快幫我開餐廳的門，我餓死了。」

「我們會和卡佛聊聊。」科恩對柏恩斯說：「他以後不會再這樣了。」

「卡佛啥也沒做。」柏恩斯說：「我自己從椅子上滑下來摔到地上，沒什麼大礙。快他媽的幫我開門。」

有時候我會忘記，院裡有些病人雖然身穿病人服、年紀較長，但他們其實也是罪犯，而罪犯是不會彼此打小報告的。和科恩兩人對看之後，我便幫柏恩斯開了餐廳的門。

那天晚上我又加班了。我有許多病歷要處理，決定不弄完不回家。結果等我打開病房大門，走進沁涼的夜晚空氣時，天已經黑了。

夜晚時分，走在院裡的主要道路上是相當超現實的體驗。在各種精神疾病的包圍下，身邊是馬不停蹄的混亂，再加上這一切全被限制在滴水不漏的圍籬工事裡頭，我不禁感到一股幽閉恐懼，連忙加快腳步。

接著，我的心忽然跳了一拍。前往安全檢查口的半路上，我後方的一團暮色之中，突然有一對車頭燈就這麼亮了起來，直直地打在我身上。我連忙轉身查看，同時繼續往前走。那輛車慢慢地跟在我後頭，自始至終沒有超過我。經過一盞路燈時，我才發現是警車。

也許是因為我人還在封鎖區，沒有走出圍籬，又或許是夜裡的黑暗太過令人窒息，這輛警車弄得我寒毛直豎。

我走在前方，試著與警車保持一定距離，心裡不禁想起勒文警探，還有那樁暗夜中的香菸交易。

警車一路尾隨我，直到接近安全檢查口。我一腳踏上人行道，警車才轉彎加速，開上前往院內天主堂的支道。

坐上自己的卡車後，我發動引擎。先是深深吸一口氣，然後連忙檢查後照鏡，只見許多汗水從我的額頭滑落。我轉頭盯著高聳圍籬上的鐵絲網，金屬製成的金屬絲線在月光下隱約發著寒光。

過了一晌，我才瞭解我當下的感受——來到院外，讓我如釋重負。

第十一章

好的，大夥們，現在開始兩兩帶開，三人一組！

——前美國大聯盟捕手、教練尤吉．貝拉（Yogi Berra）

接下來幾個禮拜，我心中一直對蛾摩拉抱持矛盾的感受，相當痛苦。我開始進入自動導航模式，希望事情自己會有所轉圜，或是到底要去還是要留這個決定，會自行發展出個定數。但說不上來為什麼，我後來逐漸放鬆了心情，開始好好觀察蛾摩拉這個地方。

譬如，我更仔細地觀察幾位坐輪椅的病患，試圖瞭解奧特加是如何在擁擠的走廊上來回穿梭，還有柏恩斯在餐廳裡移動會遭遇到什麼困難。我開始瞭解這兩人其實都身陷危險——我雖然對C病房存有恐懼，但我隨時可以拔腿逃跑。對他們而言，狀況是否更為不利？

同時，我學會去感受那些在慣常混亂中不時出現的小小善舉。某天早餐前，我看到韓考克推著奧特加逃開，原來是一群病人擠向病房大門時，開始推擠扭打。當所有人經過之後，我幫韓考克撐著門，讓她把奧特加安全地推進餐廳裡。

還有一次，蘭迪為了讓柏恩斯不至於沒飯吃，毅然放下手邊工作，在餐廳停止供餐前先把柏恩斯推去吃飯，再回到護理站繼續幹活，過程中一句怨言也沒有。

有一天晚上我加班，回家時在走廊上看見會議室的門窗仍透出一點光亮。我走近一看，才發現是凱特．亨利和一對年長的夫妻坐在房裡遠處的角落談話，我想那兩人應該是病患家屬吧。妻子靜靜地掉著淚，身旁的丈夫看得出來心情非常痛苦。只見凱特．亨利與妻子兩人疊握著雙手，靜靜坐著。

此外，我也注意到，在一片失衡、幻妄的藍色病人服之海中，其實夾雜著幾名老人。他們總是站在最後面，駝著背、垂著肩，盯著地板發呆，幾乎都不說話。如果不仔細瞧，很難看見他們的存在。

我知道這些人當中，很多就是項口中的病房元老。這些人只是單純患有精神疾病，在罪犯入住、蛾摩拉變得與世隔絕之前就入院了。當時他們的身邊應該不像今天一樣猛獸環伺。

一位坐輪椅的年長病人，長得倒和我父親有幾分相似。「那位病人叫什麼名字？」有一天我問項。

「艾爾文．華盛頓。」項回道：「他比我還資深，在這裡待得可久了，說這間醫院是蓋給他住的都不為過。」

「他好瘦，應該不到四十公斤吧。他在這裡安全嗎？」我問。

「這裡頭有誰安全了？」項說。

最令人驚訝的是，我發現我雖然很清楚院內各病患以前幹過什麼可怕的事，但我不禁和幾位殺人犯與強暴犯逐漸培養出了感情。

我常和卡勒瑟斯詳談，即便現在我知道他是如何狠心殘殺妻子，當初對他的感覺還是慢慢浮現，我倆的關係進入了一種特別的節奏。每週一到兩次，我們會坐下來聊聊他的近況、想法及計畫——「你是想問我出院之後的計畫嗎？」他笑著說。除了一起回味當初在洛杉磯郡立醫院的時光，我們也會談論蛾摩拉這個地方，以及我們認識的人，不時有說有笑。不出幾個禮拜，我們兩個的熟稔程度已經和過去差不多。

每當我經過，洪總是對我笑。奧特加每天會用西班牙文跟我說早安。至於麥考伊和我每次在走廊上遇見，都會碰拳打招呼——我也忘了是怎麼起的頭，但慢慢地每次碰到，我們都會伸出拳頭一碰，彼此致意。我們也沒聊過是怎麼一回事，自然而然就這麼開始了。至於塞凡提斯，我還是刻意與他保持距離。儘管他沒再跟我說話，但每次碰到他，他還是會故意用手輕敲自己的眼鏡架，生怕我忘了他打算對我下手。

部分較為年長的病患，像是柏恩斯、華盛頓和其他病情最嚴重的精神分裂症患者，則較少出現在我的雷達上。他們通常埋頭做自己的事，就算我問了問題，也拒絕開口。除了開飯時段，這群人幾乎都待在自己房裡；巡房時，醫護人員確認過後，會在他們的名字旁打個勾，而我會注意他們的身體狀況及精神藥物的服用情形。除此之外，這群人並不願與醫護人員有其他互動。

電台主播則一如往常，到處念念有詞地跑來跑去，好像有用不完的精力。過去這個月來，他每說一句話，最後一定要加上「全盤考量」（All Things Considered，譯按：美國全國公共廣播電台節目名稱）四個字。

此外，我也進一步瞭解雷蒙．布德羅這個人。他不受病態憤怒所困的時候，基本上是一位富有涵養、和藹可親的人。

「醫師，你也喜歡音樂嗎？」某天下午我們在路上相遇時，布德羅問我。我忽然想起我和他第一次見面的狀況，心裡一陣揪痛。

「喜歡。」我停下腳步回答。

「那你喜歡紐奧良的爵士樂嗎？」他問：「不是迪西蘭（Dixieland）的那種，兩者風格不一樣。你知道嗎？」

我其實不知道，卻假裝知道。

「如果你想聽道地的紐奧良爵士，而不是彼特．楓丹（Pete Fountain）那種商業化的垃圾——我是指真正的爵士樂，」布德羅繼續說：「來找我，我帶你去彼德街聽紐奧良典藏廳爵士樂團（Preservation Hall Band）的表演。」

「他們現在是一群老頭子了吧。」我說。

「最早的成員早都不在啦。」布德羅說：「艾瑪．巴列特（Sweet Emma Barrett）、基德．湯瑪斯．范倫泰（Kid Thomas Valentine）都不在了。不過一直有新的一群人出現，延續爵士樂的傳統。」

「聽起來很不賴。」我說：「謝謝你邀請我。」

布德羅點點頭，我們便各自離去。

但即便如此，說到底，我還是怕蛾摩拉這地方怕得要命。我也許和我的病人變熟了，心中的一些感受也柔化了，但是拳頭打在臉上的聲音，還有威金斯的腦漿流出來的畫面，仍歷歷在目。

某天下午，科恩和我一起吃午餐。

「我還在想辦法釐清我對這個地方的感受。」我說。我和科恩坐在圍籬外的一張金屬野餐桌邊，吃著從草地另一頭人行道的餐車買來的墨西哥料理。「我也想過乾脆不幹了，我老婆覺得我應該走人，但我不知道。你的經驗是什麼？」

「我滿喜歡這裡的。」科恩邊說邊打開一包墨西哥捲餅。「我知道我這樣聽起來很像怪胎，但沒辦法，每次下班後，我都覺得更加清醒，不但空氣更新鮮，食物更好吃，連性生活都更美滿。我知道這聽起來可能很蠢，但是我這輩子從來沒像現在這麼充滿生命力。」

「你說得沒錯，你還真是個怪胎。」科恩的一席話真讓我吃驚。我完全沒有他說的感受。開車回家時，我重新想一遍我和科恩的對話，再回顧我到蛾摩拉以來發生的大小事件，試圖釐清我的感受，然後想想往後的日子該何去何從。我一想到要留在這裡繼續工作，心跳就開始加速；一旦想像辭職離開，心跳又會恢復正常——我的心似乎已經做了決定，我也打算把事情攤開來和英格麗談，坦承我的辭職計畫。我甚至練了幾句開場白。

一回到家，我進門前先深深吸了一口氣。進門後，只見英格麗和約翰兩人坐在餐桌旁，專心地討論著什麼事。餐桌上是一本攤開來的教科書，至於我們養的兩條狗穆德和史卡利（Mulder and Scully，譯按：與著名影集《X檔案》之男女主角同名），雙雙待在英格麗與約翰腳邊。忽然間兩人都笑了出來。

「親愛的，」英格麗抬起頭問我：「今天還好嗎？」

我無法解釋接下來到底發生了什麼事，我也不想思考那將意味著什麼。總之，嘴邊的話就這麼吞了回去。

「就一如往常囉！」我走向兩人問道：「你們在讀什麼？」

難道……我也是怪胎？

美國的州立精神病院一般來說地處偏遠，原本照顧的是長期精神病患，現在則收容患有精神病的罪犯，向來不受美國出身的醫療人員青睞。精神醫學剛開始發展時，佛洛伊德的學說還是大宗，強調的是性與潛意識，不過後來整個精神學界進入去體制化的奔騰年代，各種精神疾病相關的心理學說百花齊放，當時精神科學看上去，就是促成社會改革的最前線。相形之下，在許多同行眼中，可怕的州立精神病院以及裡頭病入膏肓的病人，一點吸引力也沒有。與一般社會大眾一樣，整整三個世代的美國精神分析師、精神治療師，還有精神科醫師，全忘了州立精神病院的存在。

一九八〇年代中期，生物學革命如火如荼地展開，認為精神疾病的起源是由結構與基因導致（這點和所有其他疾病一樣）。當真正有效的療法出現時，一切卻太晚了。精神疾病患者的照護工作早已外包給來自他國的醫師，直到今天還是如此。多數州立精神病院的精神科醫師，包含納帕醫院的醫療人員在內，多半來自美國以外的國家。

九月中的某個早上發生了一件事，可說在在凸顯了上述這個現象。那天早上，莫娜蓬在晨會後跟我提到，病患的夏季壘球聯盟出了一隊明星隊，已經向醫護人員下戰帖，要來一場球賽，好為那一年的球季畫下句點。

「豈不是瘋子對上醫生？」科恩說：「這概念我喜歡。」

我也喜歡。

所以接下來的禮拜一，我一下班就到壘球場報到，加入醫生隊的練習。

一起練習的總共有十二位醫生，多數人竟然穿著西裝褲和皮鞋。這群人三三兩兩地聊著天，分別操著北印度語、烏爾都語和阿拉伯語，也有人操著一口帶有濃濃印度腔的英語。除了科恩，這群人有一個共同點，那就是沒有人知道壘球怎麼打。

不只接球的手套常常戴錯手，有個人要練習揮棒時，不小心腳還踏在本壘板上。另一人則是持棒錯誤，手握在球棒正中間。大家的程度大概只有八歲小女生，練習怎麼接打者打出來的球，再生硬地傳給最近的壘包。不少人的眼鏡在過程中掉到地上，也有人弄破褲襠，還有人漏接了球，雙唇被球打得發紅腫脹。簡言之，除了科恩，可說是一片混亂。

輪到科恩時，他站上打擊位置。投手一球又一球地投，他則是每球擊出去都越過左外野邊界的那排樹。「小時候在家，我偶爾會和哥哥弟弟打球。」科恩說道。

後來也輪到我試試身手。我高中參加過競賽運動，我自己的部分是沒問題，不過僅此而已。

隔天下午，我到球場看病患練習。有趣的是，在瘋狂與監獄的環境中，他們不知怎麼竟然對壘球頗有一套。尤其布德羅看起來很厲害，他和另外兩個D病房的選手特別出色。當下我就知道醫生隊要被打得落花流水了。

比賽當天天氣溫暖和煦，當初棒球被發明時的空氣與溫度應該和這典型的九月下午大同小異。我和科恩離開C病房，朝幾棟建築之外的球場移動時，太陽正斜著角，柔和地在雲朵邊照耀。

我倆手上拿著球鞋和手套，一邊輕鬆地聊天。抵達球場外野延伸的方形碧綠草地，我們坐在人行道上換鞋。

換鞋的同時，一輛醫院的廂型車靠邊停下來，瘋子隊的選手一湧而出。這十二位球員不管彼此之間原本有什麼不滿，今天似乎都拋諸腦後，互相打鬧，開著玩笑。布德羅經過我們旁邊時，輕輕推了帽沿向我們致意。「非常適合比賽的天氣，對吧？」他說：「連打兩場如何？」

「這傢伙還真怪。」科恩說：「他之前不是還威脅說要幹掉你？」

「這事你也知道？」我問道。

「帕蘭琪說的，她要大家多留意你的安危。」科恩說。

「當時真的需要大家幫忙。」我說：「現在也還需要……」

最後從車上走下來的是三名院方人員、電台主播和三位院警。人都下車後，車子就開走了。

「接下來是由泰瑞・格羅絲主持的《新鮮空氣》，還有新聞報導跟路況轉播。」電台主播嘰嘰喳喳地說道。

我和科恩走到我們這隊的長椅，與三壘線平行；瘋子隊的休息椅則在對面、與一壘線平行。我和科恩先開始練接球，等待其他醫生抵達。

雖然我事先發了一份傳單，詳細寫著壘球規則及服裝注意事項，但是醫師隊成員陸續抵達時，都穿著黑色西裝褲和襯衫。還好有兩件事情他們沒搞砸，首先我們一群人就像Nike廣告一樣，都穿著全新的白色球鞋，再來，手套至少都戴對手了。

醫院裡所有的病房人員都可以來觀賽。球場兩端小小的觀眾席現在坐滿穿著藍色衣服的病人，還有人數差不多的一群人沿著兩側邊線席地而坐。我一看，麥考伊、卡勒瑟斯、馬修斯、洪、塞凡提斯全都在場，塞凡提斯還特別換上全新的粉紅色耳朵。C病房大部分的工作人員都坐在我們這頭。

至於醫護人員，則是四散在病患之中，我數了數，現場大概有十名院警。球賽的裁判是院裡兩名厲害的工友之一山姆・提爾森。只見他走進場中，手裡拿著帆布袋，裡頭全是球棒和壘球，袋子扔在地上後，提爾森就開始發放球具。

我走到本壘板找提爾森報到，瘋子隊則派出一位四肢修長的病患。「醫師，你們今年就後攻吧。」提爾森說。「至於威爾森，」他對穿藍色病人服的瘋子隊代表說：「你們先攻。」我和威爾森握握手，便走回隊上。

「我們是主場球隊，所以對方先攻。」語畢，我喊出打擊順序，再替每個人安排守備位置。「好，開始囉！」我興奮地大喊。話一說完，科恩與我便小跑步離開。

隊上球員慢慢走到自己的守備位置。看到我們的中外野手竟然站在二壘後方五呎的地方，我對他揮揮手，示意要他再後退。他往外野的草地跑去，腳上那雙白鞋就像在賭桌的綠絨布上滾動的白色骰子。我站定游擊手的位置，科恩負責一壘，把臉藏在手套後面對我微笑。

「開球！」提爾森喊道。球賽於是開始。

布德羅是瘋子隊的第一棒，一上場就打出一記平飛球，嚇到我們的巴基斯坦左外野手。他呆看著球跑遠的同時，身穿淡藍色病服的布德羅已經開始跑壘。此時，觀眾席有人大喊：「布德羅，快跑！」於是所有瘋子隊的隊員跟著大喊。我的手臂像風車一樣對著外野手揮舞，「快去撿球！」我大喊。結果我們的外野手朝著自己的胸口比了比，困惑地說：「我嗎？」

「就是你！」我大喊：「快去撿球！」這位瘦小、身穿灰色法蘭絨寬鬆長褲、腳踩著亮白球鞋的外野手一聽，便轉身開始跑步。不過他很快就停下腳步，因為一隻巨大的孔雀突然從一旁的樹枝飛下來，盯著白球看，再抬頭瞪著外野手。牠先是啄了啄壘球，然後站起身來，展開尾翼，高鳴了一聲。

僵持了一陣子之後，孔雀似乎累了，拍拍翅膀，懶洋洋地漫步走開。外野手見狀，向前一步撿起球來，然後像我之前教他的，把球握在耳後，向前一拋。可惜他沒有把球投出去，正當他的手臂往前拋送時，球已經掉在身後。

此時，布德羅早已跑回本壘，外野手只好持球步行到內野，再傳給我。不過他傳球用拋的不說，沒想到這一傳還沒送到我手上，在離我幾呎之處就落了地。瘋子隊此時已經笑成一團。「辛苦了！」我說。左外野手聽了，禮貌性地向我點頭微笑。

接下來，這類「程序」問題又出現了幾次，不過隨著比賽持續進行，愈來愈少發生。雖然大家揮棒時還是一副有神經障礙的樣子，但握棒的姿勢至少都正確了，而且每名打者都能把球打到界內的某個位置，實在令人意外。由於大部分擊出的球太過疲弱、球路太短，導致瘋子隊的內野手常常還來不及撿球，我們的打擊手已經匆匆跑上一壘。當然，瘋子隊很快就迎頭趕上，而且到了比賽最後，已經把好多人送上壘，跑者離本壘的距離近到快要可以和打擊手握手了。

比賽就如此這般進行下去，科恩和我也各得了幾分。一場比賽下來，科恩擊出不少次左外野全壘打，其中有兩次我都在壘上。觀眾歡聲雷動。

過程中，瘋子隊也偶爾展露出自己的「本性」。譬如電台主播有次剛好把球打在兩名外野手之間，當兩名外野手終於決定該由誰回傳之時，電台主播已經輕鬆跑回本壘。不過他實在太過興奮，竟然重跑了一次壘。科恩見狀，立即從看呆的捕手手上搶過球，快速跑到二、三壘中間觸殺電台主播。眾人見狀，全轉過頭來等待裁判提爾森的判決。

一邊是心情興奮透頂的精神病患，一邊則是穿戴整齊、國籍各異的醫生隊，提爾森做出了正確的選擇——「得分！」他大喊。眾人一聽，齊聲歡呼。

還有一球也相當具有爭議性，最後裁判判給了我們。我們守備時，有一球遠遠打到了外野，我們的中外野手見狀，馬上將球追到手回傳。科恩接到球之後，立刻轉身把球傳給到本壘補位的我。我輕輕拿球刺殺飛過本壘的跑者。提爾森正確地判跑者出局。

這位跑者是來自B病房的史賓賽，身材相當高大。顯然慣於呼風喚雨的他，此時陷入一陣狂怒，開始對提爾森破口大罵，眾人不得不制伏他。特別激動的時刻，史賓賽甚至隨手抓起地上的球棒，還好隊友很快地先行搶下。

我看了科恩一眼，看到他挑了挑眉毛。應該有那麼一毫秒，我們倆心中都閃過一個念頭——是誰想到把球棒交給一群精神病態者？不過我們很快地回到自己的位置。

比賽最後準時結束，比數大概是一百比五的懸殊差距，不過所有人都度過一個愉快的下午。除了比賽一開始，孔雀未再造成太多問題，只有在第五局的時候，大概十來隻孔雀突然路過外野，害得比賽暫時延後。

等孔雀離開時，我轉向在椅子上排排坐的醫師們，問道：「這些孔雀到底是哪裡來的啊？」大家開始七嘴八舌，後來其中一位醫師表示：「不知道耶，牠們一直都在。」

比賽的最後一名打擊手是史賓賽，也就是先前大罵提爾森的那位。他再次擊出一記外野安打，我方球員接到球之後，立即回傳給科恩，科恩則是聰明地握著球按兵不動。不久後，如入無人之境的史賓賽全力奔回本壘，沒想到又被提爾森澆了冷水；又是一次來自裁判的驚險判決。

「時間到，比賽結束。」提爾森看著手錶說道。

醫師隊一聽紛紛下場，瘋子隊則是大肆慶祝。比賽在雙方握手之下圓滿結束。我一轉身，只見提爾森搖搖擺擺地走離球場，結果竟然在距離擋球網不到二十步之處向前撲倒。

第十二章

我的內臟收縮成一團。「你到底是誰？」我大聲問道。而對方的答案，正印證了從我殺死萊斯特的父親以來，心中一直存在的恐懼。「你還沒猜到嗎？我就是你，我是真正的你。」

——波妮．希姆科（Bonnie Shimko），《你知道你該怎麼做》（*You Know What You Have to Do*）

有人突然喊了一聲，並且指向提爾森。霎時間，混亂降臨球場，一大群穿著藍衣的人湧向提爾森，其中夾雜人數實在不成比例的醫護人員與院警。

「快給他空氣！」

「後退！」

「讓開！」

「去你媽的！」

我設法越過人群，來到提爾森身旁。我跪在地上，看著躺在草地上的提爾森，不斷扭動身軀發出呻吟，同時雙手不停勾著一瓶落在遠處的藥。我撿起來一看，發現是硝酸甘油。

「是心臟病！」我宣布。

卡勒瑟斯與麥考伊兩人在最內圈圍住了提爾森。此時他的臉色已經轉白，呼吸變淺，呻吟聲愈來愈弱。

「快叫救護車！」我大喊。

「已經叫了！」群眾中有人大聲回道。

「大家後退！」我大吼，但我的聲音似乎散逸在群眾愈趨焦慮的胡言亂語之中，沒人聽得見。眾人開始向中間擠過來，使得提爾森周圍的圓圈逐漸縮小。人群之中，就在我身後五呎處，我看見了塞凡提斯。

就在我們要被一片淡藍色吞沒的時候，我站了起來。我的手臂已經無法打開，但我還是大叫：「所有人退後！」同時兩手高舉，盡量以手勢要眾人往後退。「讓點空間給我們！」我大喊，卻一點用也沒有。眾人的手肘與肩膀不斷從四面八方向內擠過來。

我朝卡勒瑟斯與麥考伊看了一眼。

「他媽的……」麥考伊斥道。他和卡勒瑟斯高高站起，麥考伊先開口說：「醫生說了，大家讓開！」

「全部退後！」卡勒瑟斯也跟著大喊。

此時的群眾，竟然就像摩西眼前的紅海，真的退開了。

「謝謝。」我說。

「不客氣。」麥考伊與卡勒瑟斯齊聲答道。我快速檢視一遍周遭的臉孔，塞凡提斯已經不知去向。

俯臥在地的提爾森開始語無倫次。我轉過身來面對他，吞下心中的焦慮，跪下來協助提爾森。麥考伊跟著蹲下來，卡勒瑟斯則是站著管制人潮。

我鬆開提爾森的領子。

「你還好嗎？」麥考伊搖了搖提爾森的肩膀。

提爾森的呼吸突然停止。

「立刻實施ＣＰＲ。」我邊說邊將原本俯臥的提爾森翻回正面。

「我有ＣＰＲ證照。」麥考伊說：「我來負責壓胸。」

我還來不及回答，麥考伊已經移動至提爾森的身側，並將一隻手掌壓在提爾森的胸骨上。雙手打直後，麥考伊將另一隻手掌也疊上。「準備好了。」他說。

「好……」我的語氣中帶著猶疑。

麥考伊開始規律地替提爾森壓胸，力道和節奏都相當精準。一分鐘之後，麥考伊停止動作，我稍作檢查，仍然沒有心跳或呼吸。

「再來一次。」我說。麥考伊聽我這麼一說，立即重新替提爾森壓胸。完成第二輪ＣＰＲ之後，提爾森忽然喘了一口氣，頸部再次出現脈搏，臉部也逐漸恢復血色。謝天謝地，我終於聽到救護車的警笛聲自遠方傳來。

「他醒過來了。」我說。

麥考伊向後一傾，露出微笑。

正當警笛聲愈來愈響，科恩打破提爾森周圍的人牆，靠了過來。站在卡勒瑟斯身旁的科恩看著麥考伊，只見那刺著**地獄**兩個大字的額頭，因汗水閃閃發光。

科恩接著問我：「你還好嗎？」他的語氣中帶著警覺。

「我還好。」我說。

「讓條路給救護人員進來吧。」科恩大喊。警笛聲更加響亮了。忽然之間，警笛聲停止，但還是沒有人願意讓路。

此時，麥考伊再次站起來，展開雙臂大吼一聲：「讓條路給救護人員！」又一次，眾人在麥考伊一聲令下乖乖讓路。人群散開後，兩名緊急醫療人員走向提爾森。

評估狀況之後，急救人員開始幫提爾森打點滴，並且把他移放到擔架上。眾人靜靜看著提爾森被送上救護車，目送救護車離開。一切結束之後，病患才依照所屬病房再次集結，在現場醫護人員的帶領下，回到各病房的大樓。

麥考伊和卡勒瑟斯也重新回到Ｃ病房的隊伍之中。「謝啦，剛才真有你們的。」我說。

「小事一樁。」卡勒瑟斯回道。

「只是做我們該做的而已。」麥考伊補充，顯然相當高興。

不久之後，球場上已不見C病房的病人，但我和科恩留在後頭。

看著病患離開，我忽然發現地上有金屬光澤一閃。於是我在不引起矚目的情況下，彎下腰，在兩呎外的草地上撿起一根削尖的鏡架。我感到骨子裡一陣冷冽，隨即把鏡架收進屁股後的口袋。醫師隊的一名隊員拿著提爾森裝器材的帆布包走近。「這些該怎麼辦？」他問道，同時從袋子裡抽出跟大頭棒一般粗的球棒。「一整包放在球場上沒人拿。」

「我拿回去好了。」科恩接過帆布袋。「你知道，」他看著一整袋金屬棍棒說：「剛剛他們要是有好好組織動員，我們早就沒命了。」

隔天早上的晨會，在大家開始討論病患狀況之前，我從口袋拿出鏡架，拆開外層包覆的紙，再把鏡架放在會議桌上。

「昨天壘球賽後，我在身後兩呎的草地上找到這個。」我說：「地毯式搜索那天，塞凡提斯就是威脅要用這個殺死我。」

帕蘭琪將鏡架拿起來細細檢視，並且輕輕用削尖的那端敲敲桌面。

「他那天話是怎麼說的？」科恩問。

「他說如果我不想辦法把他弄出院，就要我沒命。」

「太可怕了。」莫娜蓬說道。

「我現在就叫院警過來。」語畢，凱特．亨利隨即走出會議室。

「這個小混帳。」帕蘭琪說。

「真是個混蛋。」科恩補上一句。

「晨會後，麻煩我們的團隊再和塞凡提斯談一談。」項說。

一小時後，我們在日間大廳找到塞凡提斯，請他和我們一起回寢室。

寢室裡，項開口說：「席格醫師說昨天壘球賽後，他在草地上找到這個。」項伸手展示掌上的尖物。一群醫護人員宛如一道新月圍著寢室中央的塞凡提斯。

「我從沒看過這東西。」塞凡提斯說。除了必備的蘇洛面具和粉紅抹布耳朵之外，他今天還戴著全新的膠框帶角眼鏡。

「這和地毯式搜索那天從你床上搜到的那支尖物一模一樣。」科恩嚴厲地指出。「席格醫師說你就是拿這東西威脅他。」

「他說謊。」塞凡提斯怒斥。

「麻煩護送塞凡提斯先生到日光室。」項指示。莫娜蓬將人帶走後，項接著說：「我們來搜房吧。」

搜索之後，什麼也沒發現。「倒是塞凡提斯換了新眼鏡。」科恩表示。

「我有看到。」我說。

週五早上，科恩和我一起走在走廊上，往辦公室前進。他的辦公室和我隔了三間。不過走到一半，我們都因為聞到一股惡臭而停下腳步。

「天啊！」科恩環伺表示。「有人死了嗎？」

我看見韓考克向我們走來。她走近時，做了個鬼臉。

「怎麼又來了。」她說。

「這味道妳之前聞過？」我問道。我有一次忘了把釣到的魚拿出釣魚工具箱，一個禮拜後再打開來，那味道跟現在聞到的一模一樣。

「這幾年下來，這味道來來去去。」她說。

「所以是什麼味道？」科恩問。

「沒人知道。」韓考克說。

午飯後，科恩和我一同回到病房主大樓，途中經過一群院警。當我們互相打招呼的時候，警鈴忽然大作，所有人全速衝往病房。

我開了病房大門的鎖，等大家通過，才轉身鎖好門加入奔跑的行列。

「十二號寢室！」我們經過護理站時，凱特．亨利大喊。我們一群人往史密斯的房間衝去，我則在門口停下來。

地板上，項正在和史密斯扭打，而地上有顆骰子隨著兩人滾動。他的兩位室友，也就是聚賭三人組的另外兩人，作勢要用腳攻擊項，科恩見狀立刻將兩人帶開。

柯爾衝進門後，馬上將史密斯架開。「你這混帳，別來煩我！」史密斯大吼，同時持續揮拳，好在柯爾已經成功地把他架到走廊上。走廊盡頭有一群病人在看熱鬧。沒想到，柯爾扭送史密斯前往束身室的路上，史密斯竟然掙脫了左手，一拳就朝柯爾的下巴打下去。

「你他媽的白痴！」柯爾怒吼，同時兩手揪著史密斯的衣領，將他抬離地面。

「我手要被你折斷了，你這納粹狗！」史密斯大喊，同時奮力一搏，差一點又成功掙脫。柯爾脹紅著一張臉，二頭肌爆突，從雙肩將史密斯整個人抓到半空中，再用魁梧的身體把他撞在牆上。史密斯大聲哀號。

柯爾的舉動引起圍觀病患的反對。

柯爾頭一轉，斥道：「有什麼意見嗎？」眾人登時安靜下來。

此時，項帶著注射針筒趕到。院警很快就將史密斯押入束身室，項也隨後跟上。我回頭看了看其他病患。

「你對剛才發生的一切一點意見都沒有嗎，醫師？」麥考伊從走廊另一頭向我喊道。他瞪著我，我感到脊骨一陣發顫。

「當然有意見，但打警察也不對。」

麥考伊持續瞪著我。

項和院警處理完史密斯後，動身返回護理站。我在半途加入他們。

「好了，好戲看夠了。」項對眾多病患說：「去院子裡走走，不然就回寢室吧。」

科恩和我在護理站看著病人經過。所有人直視前方，沒有人轉過頭來看我們，也沒有人朝走廊另一頭在整裝的警方看去。院警確認過器材腰帶、拉直襯衫之後，便向病房大門走去。柯爾離去前，轉過來丟下一句話。

「又是天堂般美好的一天。」

接下來一整天，還有隔天絕大多數時候，病房裡的病患都躁動不安、好發脾氣，而醫護人員也一樣。柯爾和史密斯之間的衝突似乎提醒了所有人，可怕的混亂只埋在淺淺的表層下，整間病房距離引爆點也只有咫尺之遙。大家深知，不小心的一句話或一個動作，都可能點燃火藥桶。

開車回家的路上，我想了很多事情，譬如史密斯與柯爾、麥考伊與威金斯、戈梅茲與帕蘭琪，還有馬修斯、盧耶拉與湯姆醫師。最後我又想到拉森對我說過的那段話。當一個人持續處於暴力與恐懼之中，就會開始以不一樣的角度看事情。雖然知道危險就潛伏在身邊，還是會假裝沒事。即使證據就在眼前，仍然假裝一切沒問題。

於是我突然頓悟，儘管蛾摩拉深受暴力所苦，但暴力只是病根，逃避才是症狀。威金斯、盧耶拉與湯姆醫師的遭遇，大家幾乎絕口不談，因為一談，事情就變得太過真實。因此，我們選擇視而不見。我們假裝什麼事都沒發生，繼續維繫著日常。

到了禮拜一早上，也就是壘球賽後一週，我們在護理站集合準備開晨會時，我突然發現我對蛾摩拉產生了歸屬感。我喜歡我共事的伙伴，他們非常專業而且能力出眾。同時我也更瞭解我的病患，和多數人建立起情誼。再加上好一段時間都沒發生什麼大事，於是我私下做了結論，就是所有的狀況還挺好的。就在那天早上，我自進入蛾摩拉以來，第一次感覺到自信。

科恩和我走進護理站時，眾人已經集結。項垂著肩講電話，聲音低柔。掛上電話後，他轉過頭來看著眾人說：「湯姆醫師昨晚過世了。」接下來好幾分鐘，護理站內異常安靜，只聽得見秒針的滴答聲。

「我是十年前認識湯姆醫師的。」凱特・亨利終於打破沉默：「那天是我第一天上班，我年紀輕輕，非常緊張，還好當時有他，特地花了許多心思帶我適應。我到今天還感懷在心。」

帕蘭琪接著說：「你們還記得湯姆醫師有一天來上班，腳上穿著一雙大大的紅色小丑鞋嗎？」

「是為了那個禮拜五的萬聖節派對特別穿的吧？」韓考克說完，臉上浮現一抹微笑。

「只是他搞錯日子，禮拜四就把鞋穿來了。」蘭迪說。

眾人接著又分享了不少故事，大家的臉上偶有歡笑，也不時出現淚水。

「我知道許多病患對湯姆醫師也有著相當的感情。」莫娜蓬說。最後，我們同意當天下午要在病房舉行湯姆醫師的紀念會。

「馬修斯呢？」帕蘭琪說。

「我不知道……」凱特・亨利回道。

「他現在算謀殺犯了。」我補上一句。

「這裡誰沒殺過人？」科恩出聲反駁，討論戛然而止。

當天下午，在病房外的一處社交室，我們排好的五十張椅子很快就坐滿。馬修斯本人也到場，就坐在卡佛和麥考伊的中間。

過程中，幾位年長的病患在吞吞吐吐間，表達了對湯姆醫師的感懷。「我很喜歡他。」奧特加說，眾人都表示贊同。有幾位病患的發言有些失焦，不過科恩還是將場面拉回主題。

「一定是共產黨搞的鬼。」一位年長的病患輕蔑地表示。

「那我想今天的共產黨一定也是哀傷的。」科恩冷靜回覆。

「湯姆醫師是哪位？」另一位患有失智症的年長病患問道。

「湯姆醫師是C病房每一個人的朋友。」科恩答道。

布德羅則是在發言中談起耶魯大學。他和湯姆醫師都是耶魯的畢業生。「湯姆醫師，願有一天，我能在校園的碧草如茵中再次與你相遇，願我們有一天能一同漫步史特林圖書館，一起聆聽學校合唱團的表演。我的朋友，願你永不放棄，珍重再見。」

紀念會快結束時，馬修斯一副要站起來發言的樣子，所幸就在我屏住呼吸時，麥考伊一手按住他的膝蓋，不讓他起身。最後，卡勒瑟斯站起身來，說出眾人共同的心聲：「湯姆醫師，我們愛你，我們想念你。」他抬起頭，說道：「朋友，願你一路好走。」

接下來一週，C病房似乎籠罩在愁雲慘霧之中，而花束與卡片擺滿了護理站。禮拜五當天，當其他醫護人院離院參加湯姆醫師的喪禮時，我和韓考克自願留下來照顧病房。那天下午，麥考伊在走廊上把我攔了下來。

「你不去參加湯姆醫師的喪禮嗎？」他問道。

「我其實沒見過湯姆醫師。」我說。

「他是個好人。」

「我也是這麼聽說。」

麥考伊來回看了一眼長長的走廊。「真該有人把這地方炸成碎片。」他丟下這句話，揚長而去。

第二天早上，病患與醫療人員至少在表面上恢復了平常的節奏。事實上，醫護人員都感到相當痛苦，因為他們深知殺害湯姆醫師的凶手，正是他們每天必須照顧的病患之一。這個人永遠不用為自己的罪行負責，而且大可再次出手。

不過我發現，同樣的兩難也困擾著病患，他們也必須和馬修斯朝夕相處。不過對他們而言，這個問題又沒這麼單純，畢竟病患之中殺過人的大有人在。也許問題不在於馬修斯殺了人，而在於時間太近了，加上受害者又是所有人的熟識，事發地點就在院內。

和所有醫療同業一樣，C病房的醫護人員老早學會將真實的情感隱藏起來，吞忍於腹中。畢竟我們還有病患要照顧、有藥要餵、有療程要進行、有工作要做。眼前的病患仰賴著我們，我們自然不能耽溺於自己的情感，而我們也真的繼續往前走。不過，在往前走的過程中，對過去的緬懷並無立足之地，所以湯姆醫師的名字在接下來幾個月，仍偶爾出現在談話中，伴隨著一種對世事與現實俯首稱臣的哀戚。

回到家裡，晚餐後英格麗與我兩人獨自坐著，她深深吸了一口氣，開口說道：「差不多該談談你的工作了。」

「似乎該早點找妳談，對吧？」我說。

「你最近都不太提工作。」

「對，我最近的確不太說工作的事。」

英格麗頓了頓，又開口道：「所以情況穩定下來了嗎？」

「我覺得慢慢在改善了。」我試著這麼說，英格麗淺淺一笑。

「我昨天和猶他州的仲介談過了。」她說：「有人出價要買我們的房子。」

「價錢應該低到不夠還貸款吧？」

「這你就錯了。」英格麗開心地說：「噩夢終於要結束啦！」

「太好了。」我說。

「還完貸款，剩下的錢還夠我們在這裡付頭期款買房子呢！」英格麗繼續說：「不過，既然我們兩個的新工作都才剛剛開始，要申請房貸，必須維持雙薪狀態才能通過，可是考量到你的工作，或是你有可能身陷……總之你知道我想說什麼。這種狀態下，我覺得還是先別急好了。」

「妳的意思是，因為麥考伊想殺我，所以我們不該申請貸款？」我提出質疑。

「大概就是這麼回事。」英格麗說。

我大概只有一毫秒的時間反應。「我會沒事的。」我說：「我無法保證什麼，但我覺得我不會有事。首先我和幾個病患愈來愈好，現在的工作環境也不像原本感覺的那麼緊繃。再來我也比較不擔心麥考伊了。」

「所以你打算留在蛾摩拉嗎？」

我已深陷其中，身不由己。「對，我覺得不會有事。」

「你這麼說，是出現了什麼改變？」她問。

「可能是我不一樣了，也有可能是病患不一樣了。」我說：「我不知道，總之狀況和一開始不一樣。」

英格麗看著我的雙眼說：「所以我可以在本地找仲介了？」

「當然可以。」這幾個字就這麼從我的嘴裡吐出來。

英格麗的眼神相當堅定。「你的意思是，那群精神病患和以前不一樣？」

「我和他們現在好像比較處得來了。」

「你相信自己的感覺？」

「我相信。」

而我，就這麼留了下來。雖然當下我自以為知道自己為什麼如此選擇，但一直要到隔天和科恩談話，我才真正瞭解我為何下此決定。

和上次一樣，我們在圍籬外的金屬野餐桌吃墨西哥菜。

「你還記得上次的香菸交易事件嗎？」科恩邊打開捲餅的包裝邊問我。「後來那兩個人究竟是誰，找到了嗎？」

「院警那裡派過來的勒文警官竟然暗示是我自己幹的。」我說：「純粹因為案子是我上報的。」

「這地方實在叫人不愛都不行呢。」科恩笑著說。

「你打算留下來嗎？」我問。

「當然。」科恩說：「不然我還能去哪？」話說完，他看了看我。「你，還在考慮要不要離開嗎？」

我把手中的食物放下。「直到昨天晚上和英格麗討論以前，我都還在考慮。不過我們終於賣掉了猶他州的房子，然後她說如果我們維持雙薪，就能在這裡申請到房貸。她很愛她的工作，在這裡也很開心。」

「所以你是打算留下來了？」

「是的。」

「你真不簡單欸！」科恩說完，又咬了一口捲餅。忽然間他看著我笑出來。「這太高招了。」他接著說：「你現在終於可以名正言順地留下來了。我知道你一直都想留下，不過現在的差別是，之後如果出問題，就可以把事情怪到你老婆頭上。」

「你在講什麼？」一時間，我話都說不清楚了。

「真厲害欸。」科恩拍拍我的手臂。「實在是壞透了你，我為你感到驕傲。」

「那不是我的意思……」

「而且感覺上，你老婆完全信了你這套。」科恩繼續說：「我真是低估你了！」科恩看看手錶。「我以後對你可要小心一點了。」他說：「下次要是你說我就是賣香菸的人，搞不好我還真會相信你。」

我簡直太過驚嚇，說不出話來。

科恩站了起來。「糟糕，心理部門的會，我快來不及了。」話一說完，他就把紙袋揉成一團，留下我獨自一人。

第十三章

與瘋子相處的最佳守則，就是假裝沒瘋。

——赫曼・赫塞（Hermann Hesse）

時序自夏入秋。北加州的秋天雖然不如新英格蘭冷冽，鮮少結霜，但一樣有楓紅。只見綠色的樹葉逐漸轉黃，最後成了鮮紅色，把各地的葡萄園燒成一片火海。

「今年的萬聖節派對將在禮拜五舉行。」帕蘭琪在十月底某個週一的晨會後提醒。

「是給醫護人員參加的嗎？」我問。

「活動是辦給病患參加的。」莫娜蓬說。

「所以是讓病患去敲其他病房的大門，不給糖就搗蛋？」科恩一臉笑意。

「要是那樣，還真的挺有趣的。」帕蘭琪說。

「每年萬聖節，院方都會贊助舉辦一場舞會。」項說：「今年輪到我們病房主辦，主辦方要負責音樂和場地布置，可說是件大事。男性都會精心打扮，因為女子病房也會參加。」

「所以舞會上，大家真的會跳舞？」我問道。

「真是不容錯過的好戲！」科恩補上一句。

「我們需要幾位醫護人員負責護送病患參加舞會。」帕蘭琪說：「兩位可以幫忙嗎？」

「當然！」我說。

「也許席格醫師和我也會下海露兩手。」科恩說。

「你們要跳舞？那就算得買票我也不會錯過。」帕蘭琪下此結論。

到了週三早上，我一如往常在上班時通過安全檢查口，但是這回不知怎麼，中間那道門沒有照常打開。我正納悶，一名員警忽然急敲厚重的玻璃，緊接著一道暗門就這麼滑開，小小的開口後出現一張臉──「你是席格醫師嗎？」對方問我。

「是的。」我語帶緊張。

暗門後，人臉消失一會兒，不久又伸出一隻手來，拿著一張紙。「給你的。」裡頭的人說。

我接過文件後，快速讀了一遍，原來是舊金山最高法院要我出庭向陪審團作證的傳票，討論是否釋放麥考伊，開庭時間定在十二月中旬。

我心想，**天啊**。身為精神科醫師，出庭證明病患不適合出院算是最危險的一件事。當你站在證人席上侃侃而談，述說當事人如何病情不變、危險依舊，而病人就坐在同一個法庭裡，他很難不覺得你在針對他，很多人甚至在事後計畫報復行動。

當天早上開完晨會，我們魚貫地走在走廊上，忽然間，病房大門打開來，只見一位年近

三十、金髮碧眼的小姐從門後出現，回頭鎖上門後，再度面向走廊。科恩和我兩人交換了一個困惑的眼神。

「這位是艾蜜莉．卡爾斯泰。」項介紹道：「她是病房新來的實習社工，我昨天就見過她了，接下來三個月她會跟在拉森旁邊學習。」

卡爾斯泰經過走廊時，所有病患忽然停下手邊的動作。其中，麥考伊更像聞見獵物氣味的獵犬，從寢室裡滑了出來，先是將頭髮向後一撥，然後快步走到卡爾斯泰身旁。其他病患見狀，紛紛退開。卡爾斯泰顯然有些不安，不過麥考伊並未喪失紳士風度。

「真抱歉，好像嚇著妳了。」麥考伊語畢，向後退一步，伸出一隻手。「妳好，我是威廉．麥考伊。」

就在卡爾斯泰還來不及和麥考伊握手之前，項已經衝上前去，一把將卡爾斯泰拉進護理站。

「項先生，您怎麼壞了我的好事啊？」麥考伊假裝生氣。卡爾斯泰回頭看了麥考伊一眼，這一看，麥考伊整個人都亮了起來。

回到護理站，卡爾斯泰向眾人自我介紹，我們報上自己的名字，她同時和大家一一握手。「很榮幸認識各位。」聽她這麼一說，原本房裡的不安氣氛頓時煙消雲散。

「歡迎妳加入C病房。」項表示。

「記得離麥考伊遠一點。」科恩叮嚀。

「誰？」卡爾斯泰表示疑惑。

「剛才走廊上那個額頭刺著**地獄**的傢伙，」科恩解釋：「很好認。」

「最好別和他打交道。」項說。

此時，拉森走向卡爾斯泰說：「到我辦公室再說吧。」兩人便離開護理站。

我向走廊一望，又看見麥考伊還在盯著卡爾斯泰看。

所幸卡爾斯泰一個禮拜只來週一、週三、週五，要是她每天都來，我想C病房可受不了。一如往常，所有醫護人員必須同心協力，才控制得住麥考伊這傢伙。卡爾斯泰每次現身，麥考伊一定到大門親自迎接，然後護送她到護理站，接著才英勇地走回寢室；不知怎麼，每每這個時候，走廊早就自動淨空。而我們雖然試著搶先一步到大門與卡爾斯泰碰頭，麥考伊似乎有自己的一套雷達系統，每次卡爾斯泰手上的鑰匙才剛要放進門鎖，麥考伊已經就定位準備迎接她。不出多久，麥考伊的殷勤成了病房的例行事務，卡爾斯泰也慢慢習慣，不再因此不安。

萬聖節舞會當天，科恩和我兩人一起帶隊，率領大夥前往院區另一頭的舞廳。一路上，病患們相當興奮，一群男人像是蓄勢待發的公雞一樣，互相開著玩笑，推蹭彼此的肩膀，笑得很開懷。不過一看到會場上女病患們各個頭髮梳化整齊，身穿乾淨、新燙好的藍色病人服，C病房男人們的打鬧與嬉戲也隨之結束。眾人開始整理服裝儀容，其中一個傢伙還用自己的褲腳擦拭腳上穿的網球鞋。

舞會大廳平常是籃球場，此時，球網為了今天的活動收了起來。C病房的人進入會場時，井然有序且沉穩自制，令我相當驚訝。等到其他病房陸續抵達，身穿藍色衣服的病人繞著球場站滿一整圈，凱特．亨利便上台做開場白。音樂開始播放，歡樂的舞會也正式展開。

一開始，氣氛還沒炒熱，舞池裡跳舞的人屈指可數，很多病患顯得不知所措。一群較年長的男病患在場邊站成一排，好像化成了石頭，動彈不得。其他像是塞凡提斯、洪，還有坐輪椅的那群則是守在場邊，緊張地看著舞會進行。

不過當氣氛慢慢炒熱之後，卡勒瑟斯、麥考伊、布德羅，以及其他病房狀況較好的病患，就成為舞會的主角。當然這樣的發展並不令人意外，他們和所有現場願意跳舞的女病患共舞，持續讓現場保持著歡樂氣氛。

舞會的音樂是從一台CD播放器放出來的，機器和喇叭全放在幾張摺疊椅上。至於播放的曲目相當多元，從五〇年代的嘟哇曲風，到後來的披頭四、超脫樂團（Nirvana），以至近期的嘻哈樂，可以說應有盡有，就是要讓在場的所有人聽到自己喜歡的曲子。

舞會上，有許多男病患不太清楚舞要怎麼跳，但可能因為很喜歡現場的音樂，紛紛用怪異的方式跟著舞動，旋轉身體，包括我們的電台主播。他當天晚上的播報，竟然和音樂非常搭配。他的喋喋不休和名曲〈驕傲瑪莉〉（Proud Mary）揉合在一起，竟然帶有一絲催人入眠的作用。

舞會進行當中，只見電台主播站到球場正中央，大喊：「各位聽眾大家好，我是節目《美國生活》的主持人伊拉．格拉斯，本節目由道格．柏曼製作。柏曼對時尚無感[1]，但他和希拉蕊．柯林頓不一樣，他是男人。」一眾人一聽，紛紛歡呼鼓譟。

舞池旁有一大盆水果酒，還有一排又一排的紙杯。舞台周邊則是排滿了南瓜燈。

和一般舞會不同的是，當天現場配置了許多警力，稍稍一數，有二十來位院警在體育館兩側排成一排，神情相當嚴肅。不過整晚下來，他們只為了會場角落的小騷動出動一次，原來是一對男女病患就地親熱了起來。

「蛾摩拉」這間醫院兩性兼收，雖然男女比例高達九比一，院內還是設有全女性病房及混合病房。我剛到蛾摩拉受訓時，院內的病患人權部就清楚表明，性行為是人類生活極為正常的一部分，只要病患兩情相悅、沒有惡待的成分，同時「不影響雙方治療計畫」，醫護人員不得禁止。此外，人權部指出，蛾摩拉至今舉行過好幾次婚禮，也不乏嬰兒呱呱墜地。

謝天謝地的是，當晚並沒有打架事件，沒有人被揍或被刀捅。晚會在持續一個半小時後，圓滿落幕。

活動結束，C病房的部分病患及多數醫護人員留下來善後，一起將椅子摺好收起來，把布置彩帶取下，然後回收各種裝飾物品。有趣的是，最後在整理南瓜燈時，有幾位病患似乎被深深吸引，就佇立在燈前靜靜看著。科恩和我都注意到了這件事。

「你小時候萬聖節都怎麼過？」科恩問卡勒瑟斯。

卡勒瑟斯笑道：「我在華滋區（Watts，譯按：洛杉磯轄下的高犯罪率問題社區）長大。席格醫生，你去過華滋區吧？你能想像那裡的小孩子扮成小丑挨家挨戶要糖吃嗎？」

1 譯註：《美國生活》（*This American Life*）節目結尾朗誦工作人員名單時，總在各人名後加上簡短敘述，其中製作人道格．柏曼（Doug Berman）的短述之一便為「對時尚無感」（no slave to fashion）。

我搖搖頭。

「大概不到一分鐘就玩完了吧。」布德羅拉長聲音。

「一分鐘算樂觀了呢。」一位較年長的病患說。

「我也覺得！」另一位年長的病患嗆呼。所有人一聽都笑了。

「那你呢？」卡勒瑟斯反問科恩。

「你在開玩笑嗎？」科恩說：「我小時候的萬聖夜可是每年最重要的時刻。我和朋友像在進行軍事任務一樣，橫掃整個社區。」

「一定很好玩。」卡勒瑟斯說：「有糖果吃，還可以扮裝。」

「沒有子彈。」布德羅說。

「我和我妹有一年扮成奧斯蒙兄妹，也就是唐尼與瑪莉・奧斯蒙[2]（Donny and Marie Osmond）。」我說。

「我和我兄弟則是扮成馬克斯兄弟（Marx Brothers）[3]。」科恩補充，同時假裝彈一彈手上的雪茄。

麥考伊此時正搬起兩顆南瓜，轉身放在一旁的推車上。「我小時候住在史塔克頓（Stockton）。某一年，隔壁鄰居就是趁萬聖節殺了他老婆。」麥考伊說：「那傢伙用霰彈槍打爆她的頭，還開了兩槍。當時我和朋友剛好站在外頭的人行道上，分別扮成星際大戰的天行者路克和韓・索羅，結果鉛彈夾雜著血液及糊成一團的液體從門口飛出來，太可怕了。」

又一次，蛾摩拉令人痛苦的矛盾再度給了我一記當頭棒喝。當一名謀殺犯向你講述童年可怕的萬聖節回憶時，你究竟該如何回答，又該作何感想？有時候，我甚至不願意承認院內的病患也有童年，畢竟被這群人殺死的受害者，他們的童年不就是毀在這些人的手上嗎？這種矛盾的感受，到底要怎麼去平衡？

麥考伊持續把南瓜搬到推車上，而我們只是靜靜站著。「你們癱瘓啦？」他又再把兩顆南瓜拋上推車。我看了科恩一眼，只見他挑了挑眉毛，然後我們兩人各抓一顆南瓜，動手幫麥考伊一起搬。

2 譯註：兩人出身演藝家庭，曾一同主持綜藝節目《唐尼與瑪莉》（*Donny and Marie*）。
3 譯註：美國由一家人組成的喜劇團體，活躍於二十世紀上半葉。

第十四章

才相處沒多久，史羅梭普就覺得這隻章魚的精神狀況不太正常，不過他又何來如此評斷的基礎呢？

——湯瑪斯．品瓊（Thomas Pynchon），《萬有引力之虹》（*Gravity's Rainbow*）

時序自秋入冬，一直到十一月中旬的這段期間，C病房終於有了片刻安寧。這也許是舞會和南瓜燈的緣故。不過誰知道呢？整整兩週沒有打架事件，輪椅沒有亂撞，警鈴也沒有作響。我心裡清楚和平很快就會被打破，但是能目睹大家的最佳狀態，還是頗令人欣慰。

我剛好趁這個機會做了一件我一直想做的事，就是逐一拜訪各個療程團體。

「大夥們，日光室即將舉行情緒管控課程。」某天早上，拉森在晨會後透過對講系統宣布：「歡迎所有人參加！」

我從門外看著二十四人陸續走進日光室，心裡感到驚嚇。無論我在C病房面對的狀況有多危險，和治療師們比起來根本是小巫見大巫。日光室裡，只見拉森一個人站在白板前，手拿著白板筆；她與日光室的出口之間，可是隔了二十四個犯過重罪的瘋子。

我接著把注意力轉移到病患身上，有些人專心聆聽，有些人偷打瞌睡，其他人則是喃喃自語。其中，馬修斯盯著窗外發呆，麥考伊才剛偷偷賣給卡佛一支香菸，而電台主播則是嘰哩咕嚕個沒完沒了。我將視線轉向教室角落，驚見戈梅茲在套弄下體。

那個禮拜，我又陸續觀察了幾個療程團體。在外頭走廊不遠處某間工作室舉行的工藝課，狀況看起來比較好，因為裡頭的男性病患至少雙手都不得閒。莫娜蓬是現場唯一的醫護人員，在不同桌之間來回指導。

我最後拜訪的療程，是科恩教授的人生技能課。他站在日光室前方講課，內容我聽不見，但是現場所有人顯然相當專心。只見科恩雙手張得老開，蹲下身，直接跳上身旁的一張桌子。霎時間笑聲滿堂，我在門外都聽得見。

我心想，如果科恩遇到什麼麻煩，至少還能用跳的逃離日光室。

那個禮拜將盡時，我開始後悔，早知道就別親自觀察治療課程了。我很清楚這些課程極具價值，病患也樂在其中，但我還是忘不了拉森獨自一人站在一群瘋子前的畫面，更別提其中一人手中還握著勃起的陽具。

「今年的感恩節午宴需要大家的幫忙。」韓考克在禮拜三的晨會後表示。當時我們正圍著擁擠的會議桌而坐。

「感恩節午宴？」我問道。

「就是招待病患和家屬的午餐活動。」韓考克答道。

我原本就計畫感恩節當天要和岳父母共進晚餐，沒想到醫院也要舉行慶祝感恩節的正式活動。

「能看到這麼多家庭在院內重逢是很棒的事。」凱特．亨利補充：「幾個小時的活動而已，對有小孩的病患來說更是意義非凡。」

科恩歪著頭問：「所有病患都能參加嗎？」

「每個病房的每位病患都能參加。」項說。

「小朋友也受邀？」

「我們強烈鼓勵院內男性和子女保持聯絡。」凱特．亨利表示。

科恩和我馬上想到同一件事情——「那麼曾經性侵害兒童的病患怎麼辦？」科恩問道。

「我們會嚴密監控。」凱特．亨利的語氣暗示這個話題到此為止。語畢，眾人安靜了一會兒。

「你們兩位可以幫忙嗎？」帕蘭琪明快地問道。

「當然。」我說。

「我們不會錯過。」科恩補上一句。

當天下午，我在走廊上把科恩攔下來。「家庭聚餐這件事，他們是認真的嗎？」我問。

「看來是認真的沒錯。」

「等一下，讓我搞清楚狀況。」我說：「所以我們醫院現在打算邀請一群小朋友來吃午餐，但是到時候本州最惡名昭彰的戀童犯罪者也會在場？」

「別擔心。」科恩說：「他們不是說了會『嚴密監控』嗎？」

隔天，英格麗的父母先來我們家準備過感恩節。兩人一見到約翰，先親了他的兩頰，然後搭著他的肩。「長這麼高啦？」我的岳母說：「真是又高又帥！」語畢，她撥亂約翰的頭髮。「一定是遺傳到外婆啦！」

我的岳父母可說是約翰與那個世代的唯一連結。一九四一年，德國入侵丹麥，岳父母兩人當時還只是約翰的年紀，由於逃不出國，只得在殘酷的納粹政權下度過青少年歲月。兩人在這麼可怕的時代相識，戰爭結束後結褵，經歷了許多磨難，卻鮮少重提往事。也許正因為如此，他們對美國生活的感謝與喜愛，遠超過我的理解。

這樣的狀況，約翰在本能上似乎能夠體會。他深知自己現在正經歷外公外婆當年被戰爭偷走的童年歲月，所以他要好好活出這段時光，好和外公外婆分享。這從他們三人偶爾交換的眼神與不經意的微笑，清楚地展現出來。他們三個人只要坐在一起，不需言語，也可以明白彼此的想法，而我岳父母對約翰生活的細節所抱持的無盡熱情，在在凸顯三人之間無限的愛與連結。這一點，我和英格麗都注意到了。

隔天早上上班時，我出門前停下來。回頭一看，客廳前的茶几上還放著兩大碗吃光的爆米花及兩打汽水空罐。空氣中仍然殘留一點點丹麥蛋糕的味道（蛋糕是我們從附近城市的丹麥烘焙坊特別訂來的）。而昨天晚上的笑聲，似乎也還依稀過盪在空氣之中。我帶著微笑，走去開車。

抵達C病房的時候，晨會開得比平常短；會前，同事紛紛走進會議室，凱特．亨利就說：「今天是大日子呢！中午要辦感恩節餐會，還有好多事情要做。」

「麻煩兩位十點半過來幫忙。」帕蘭琪說。

「沒問題。」我說。

「一定到！」科恩補上一句。

十點十五分，我和科恩一同朝午餐會場前進，舉辦餐會的地方正是上個月辦萬聖節舞會的場地。行進途中，只見安全檢查口擠滿了訪客，院警正盡速替所有人搜身。仔細一看，隊伍一路蜿蜒到了停車場，到處都可以看到小朋友。

會場上，好幾排的野餐桌和塑膠椅已經排開，樣式和以前學校的餐桌椅一樣。會場兩側有通道通往廚房，工作人員忙著把火雞從大型烤箱拿出來，只見濃濃的蒸氣不斷冒出。

餐桌上很快就擺滿一碗又一碗的沙拉，除此之外，還有糖漬地瓜、青豆、比司吉、馬鈴薯泥和南瓜派。科恩和我一走進會場，帕蘭琪便朝我們走來。「找個位置幫忙吧，我們需要服務生。」她說。

科恩站在地瓜後方，我負責青豆。此時，大門一開，一個病房又一個病房的病患開始湧入，各自按照事先排定的位子坐好，並且替等會兒進來的家人留空位。所有病房的人都抵達之後，大門再次關上，由十二名員警看守。

儘管所有病患都就座了，會場還是安靜異常，只有醫護人員彼此交談著，病患很少開口，多數人只是坐著，把雙手交疊在桌上，緊張地望向門口。此時，十二隻擺在刻紋木盤上的燙口金黃火雞，被人從大門推了出來，空氣中的期待更加濃厚了。

大門終於再度開啟，家屬魚貫地進入會場，每個人都伸長脖子，找尋自己所屬的桌別。家屬與病患見到面後開始擁抱，有些人抱得生疏，有些人則否。小朋友相當興奮，不停扯著媽媽的手。

大家就定位之後，每一桌的病患與家屬便輪流起身，端著盤子到餐台前排隊取餐。只見凱特・亨利、法蘭西斯醫生，還有一群行政人員一字排開，負責切火雞分給大家吃。

我在幫忙盛青豆的時候，臉上掛著微笑，試著和隊伍裡的人小聊幾句。一旁，蘭迪推著輪椅上的柏恩斯繞過隊伍，費心確保食物的安排合他的心意。奧特加則是由卡勒瑟斯推著。「感恩節快樂！」我說。

「感恩節快樂！」奧特加用西班牙語回答。

此外，我也和洪還有塞凡提斯的親屬短暫交談。至於馬修斯則是帶著美貌的妻子和兩個十歲大的兒子出現。「這兩個就是我家的雙胞胎。」馬修斯說。

「兩個都很帥。」我說：「你一定以他們為榮。」

「當然，我們夫妻倆都是啊。」小孩的母親說。

「謝啦，醫生！」輪到麥考伊時，他對我說，一個人排在隊伍裡。

布德羅也是一個人。「這種食物應該和你們家的不一樣吧？」布德羅走近時，我這麼問。

「我媽每年都會做三合一火鴨雞。」布德羅表示。

我將青豆舀上他的盤子。「三合一什麼？」

「三合一火鴨雞，就是把雞先塞進鴨裡，再把鴨塞進火雞裡。」布德羅說：「最後再塞進牡蠣玉米麵包和螯蝦填料，就成了一道特殊佳餚。」

「聽起來很好吃！」我說。

「可是醫生，我想念的不是食物，」布德羅繼續說：「我想念的是家人。自從……你知道，自從那時候開始，我們就很少聯絡了。」

「布德羅先生，感恩節快樂！」我說。

「席格醫師，感恩節快樂！」布德羅說完，就跟著隊伍往下走。

許多病患和布德羅、麥考伊一樣，都是一個人出席餐會。不少病患參加了今天的活動，吃飽了才離開，但也有人沒出席，譬如我就沒看到電台主播或史密斯。我原本打算坐下來和病房每個病患的家屬聊聊，但領食物的隊伍實在太長，大家肚子又餓，時間不知不覺就這麼過去了。綜觀各種情況，倒也不成問題。

發完食物後，我和科恩終於有機會坐下來吃點東西，觀察餐會後續的發展。看到有些病患因為和家人重逢而開心，我們也覺得快樂。會場雖然不時傳來笑聲，但老實說還是少數。大廳的整體氣氛，在我看來比較近似一種怪異的焦慮。

多數家庭只是靜靜地吃著飯，少有眼神交流，感覺好像只是幾個陌生人，隨機被安排到同一個空間裡。病患家長也許會拋出某個問題，卻不見有人回答，被問問題的人甚至連眼神回應也沒有。不久之後，發問者可能再問一個問題，但餐桌上依然一片靜默。

有些家長則是以獨白的方式與住院的子女溝通，在毫無回應的情況下，兀自述說著家中及鄰居的大小事。

大約有十二位病患一個人吃完飯後，在位置上坐了一會兒。我朝科恩看了一眼。韓考克此時突然靠過來說：「不少人的家人都被自己殺了。」

「威勒加斯殺了自己的爸爸，」科恩說：「但他媽媽還是會來看他。」

「當然，」韓考克說：「畢竟是母親啊。」

我們安靜了一會兒不說話。「如果精神疾病會遺傳，」我說：「為什麼家長們看起來都這麼正常？」

一群小朋友從我們身旁笑鬧跑過，彼此追逐，卻沒有大人跟在後頭。在會場的另一頭，凱特．亨利正全神貫注地與法蘭西斯醫師談話。我用眼神掃過餐會上各餐桌，碰巧與麥考伊對到了眼。與馬修斯夫妻同桌的他，對我眨了眨眼，我忽然感到一陣冰涼。

「只有我覺得這是我們辦過最有問題的一場活動嗎？」我問道。

我這一問，才發現韓考克已經轉身與別人交談，科恩也已經走遠。

最後，凱特．亨利上台感謝所有人，再說上幾句話之後，就請家屬與病患道別。眾人離別時，感覺有些哀傷又有些陌生，又或者兩者皆有，有些小朋友還哭了出來。不久之後，訪客就在院警的護送下走出午餐會場，離開院區。

家屬離開後，病患也分組返回各病房。我和科恩兩人留下來幫忙善後。其他人負責收洗碗盤，我們則是先整理供餐區，再將摺疊桌收好。

過了一會兒，我離開會場時，在大門口遇見韓考克。她看著排在安全檢查口前準備離去的家屬，默默講了一句話。「若非上帝的恩典，我們也會在他們當中。」

第十五章

我就是比較偏袒人類，至少大部分的人類我都喜歡，不過小丑的話就不了，那些邪惡的混帳總是笑個不停。

——咪咪．琴．潘費洛夫（Mimi Jean Pamfiloff），《意外地……邪惡？》（*Accidentally...Evil?*）

我的感恩節假期相當愉快，整整四天都和家人一起度過。我們把約翰最愛的每一部電影看了一遍，吃了一堆美食，天南地北聊了各種話題，重點是這些話題完全不用和謀殺、強暴或瘋狂扯上邊。我知道我的岳父母對我的工作內容相當好奇，不過只有一次不小心提及。

「史蒂芬，我想你的工作應該很有趣吧？」岳母問。英格麗見狀馬上轉移話題。倒是當天稍晚我們兩人併肩洗碗時，她才再次提起這個話題。

「所以工作還好嗎？」她問。

「還可以囉。」我說。

她安靜了一會兒。「你在說謊，對不對？」

「不完全是。」我說。

在狄更斯（Charles Dickens）的年代，倫敦的精神病患全關在伯利恆醫院。每當週末來臨，英國上流人士都會攜家帶眷前往參觀，只要付一點錢，就能當眾觀察、嘲笑病患。美國早期的精神院所也承襲這種高獲利的經營模式。當時普遍認為，大腦出問題的人失去了理性思考的能力，而理性思考又是啟蒙時期極受推崇的特質，因此這群等同於動物的生物，活該遭受殘忍的對待。

當年治療精神疾病的手段，包括以震嚇的方式幫助病患重回現實，如鞭笞、擊打、放血、電擊（通常針對生殖器官）、受餓、完全孤立，或是用化學物質灼燒皮膚。

不接受「治療」的時候，院方會以鐵鏈將病患的四肢與頸部以站姿鎖在牆上，只預留進食所需的空間，但不許病患睡覺。於是，這群頭腦生病的人只能身穿破爛、酸臭的破布，生活在自己堆積如山的排泄物中。病人自然不換衣服，病房也沒人清理。

到了十九世紀初，有兩個人（一個是法國醫師，一個則是英國茶商）發現這種治療模式根本有問題，分別提出相當類似的改善作法。一七九二年，法國醫師菲利普．皮內爾（Philippe Pinel）在法國惡名昭彰、悲慘不堪的精神病院碧塞特（Bicêtre），將四十九位病患身上的鐵鏈斬斷。至於在倫敦，一位篤信貴格教派的茶商威廉．杜克（William Tuke），則在一七九六年成立約克休養所（York Retreat），開始推行仁慈的治療方式。

杜克與皮內爾推動的改革，便是所謂的「道德治療法」，這種治療法強調提供病患宛如家庭的氣氛，並且禁止使用束縛器材，不得處罰病患。這種新療法的最高原則就是「同情心」與「良善」。

在美國，道德治療法主要是由麻州的桃樂西亞．林德．迪克斯（Dorothea Lynde Dix）大力提倡。迪克斯一開始因為身體狀況欠佳，前往英國尋求治療。到了英國以後，她開始接觸許多包括杜克在內的英國社會改革者。迪克斯造訪約克休養所之後，大感驚訝。

十九世紀下半葉，迪克斯在美國大力提倡英國的道德治療法，力主推動建設美國三十二所州立精神病院，並以英文中的 asylum（保護收容所）一字稱之，取其「避難」、「收容」之義。

由於迪克斯對照護式治療抱持高度熱愛，在沒有證據的情況下，她逕自主張這種新形態的收容所本身就能治癒慢性精神疾病。

不過在接下來的數十年間，任何對治療精神疾病的熱情與樂觀態度，都被兩次世界大戰與一九二九年的經濟大蕭條所澆熄。於是，住在遙遠收容所的精神病患再次被打入冷宮，不受國家政策重視。由於缺乏支援，這些新設立的精神病院很快就額滿，同時在預算遭到刪減的情況下，相關修繕與維護戛然而止，工作人員更是愈來愈少，導致收容所的醫療照護變得平庸而失焦，衛生狀況每下愈況，食物開始短缺。

更糟的是，住在州立收容所的病患，病情非但沒有改善，反而愈來愈嚴重。理想者原本滿腔的希望，逐漸被慢性精神疾病的可怕現實層面所取代。在此同時，病患應該接受的治療仍受到忽略，於是一種新形態的精神疾病照護原則產生，可貼切地稱為「倉儲式治療」，也就是把人像倉儲一樣關起來，卻不多加處理。

到了二次世界大戰以後，愈來愈多的報告揭露各州立收容所內的可怕光景。這些報告多半是由服替代役的男子所寫，這群人當時以道德理由拒絕從軍，因而被指派至精神病院服務。因為這一系列報導，收容所內的可怕光景始為大眾所知，其中影響最大者，莫過於艾伯特．德意智（Albert Deutsch）於一九四八年寫下的經典作品《國家之恥》（*The Shame of the States*）；此外，《生活》（*Life*）雜誌更刊登了數張可怕的照片。在接下來的數年當中，輿論之火逐漸復燃，州立精神病院的改革再次成為重點議題。

一九五五年，各界的努力達到了顛峰，聯邦精神疾病與衛生聯合委員會（Joint Commission on Mental Illness and Health, JCMH）應運而生。委員會的職責在於爬梳與精神疾病治療相關的所有可得資訊，並提出具體建言，在全國實施。委員會提出的最終報告《心理健康行動》（*Action for Mental Health*）發布於一九六一年。

一九六三年，在甘迺迪總統（John Kennedy）的帶領下（其姐亦飽受精神疾病所苦），委員會的報告終於促成通過社區精神衛生法（Community Mental Health Act），要求全美的心理健康系統進行徹底的革命性重整，並將病患治療地點自陰冷的州立精神病院移自新成立的統合醫療網絡，即社區精神衛生中心（Community Mental Health Center）。

該報告指出，新形態的衛生中心應能在各城市與鄉鎮提供快速、密集、包含性的治療「接觸點」。然而該報告也在沒有證據的情況下，推斷這種作法能遏止慢性精神疾病的發生，讓未來社會不再需要精神病院。

對各州來說，這種新的建制顯然可以帶來財務上的好處——當各州政府面臨資金匱乏之時，州立病院竟然沒病人了。

同時，三起來自最高法院的判決，也確保各州立病院不會再次人滿為患。在「萊薩德對史密特」（Lessard v. Schmidt，一九七二年）、「歐康納對唐納森」（O'Connor v. Donaldson，一九七五年），以及「鈴木對奎森貝里」（Suzuki v. Quisenberry，一九七六年）三案中，最高法院皆明示，若病患仍具有在社會上「存活」的能力，公權力便不能違反當事人意願將之送入精神病院。顯然，這三項裁決代表核心議題在於危險性，而非接受治療的必要性。此外，在唐納森案中，大法官還特別確立，被迫關入精神病院者，有權啟動完整的實質法律正當程序。

上述作法普遍被高舉為進步的象徵，並且被視為在人道努力上向前跨了一大步。結果卻恰恰相反。

在此之後，州立精神病院淨空了，裡頭患有嚴重精神疾病的人被送回社會，在社區裡接受治療。然而，並未事先徵詢地方社區的意見，社區民眾想必也不樂見精神病患大舉入侵。此外，國會從未提供社區精神衛生中心足夠的資金，多數中心連蓋都沒蓋成。如此一來，從醫院裡放出來的病患不只沒地方住，也沒地方接受治療，只好露宿街頭，成了無家可歸的精神病患者。

遊蕩街頭的病患，有七成最終會因為觸犯法律被關進監牢，但是坐牢期間，他們無法獲得適當治療，等於和以前一樣受到「倉儲式處理」。等到被放出來，這些病人只能回到街頭，不久後再次被逮捕，再進監獄，然後再被釋放。如此周而復始，永不見天日。

原本的州立精神病院現在沒有病人，也沒有資金，只好成為「司法」機構，專司精神罪犯的治療，因為這項費用各州政府至少還願意負擔。

上述種種導致很不尋常的狀況——州立精神病院原本的病人如今流落街頭，無家可歸，最後被關進監牢裡，使得原本應該收容罪犯的監牢，裡頭全是精神病患者。在此同時，原本設計來照顧精神病患的州立精神病院，卻住滿了罪犯。

接下來的一個禮拜，為了熟知所有麥考伊的相關資訊，我開始利用午餐時間詳讀他以往的住院紀錄，還有在C病房的病歷。為此我還寫了大量筆記。

科恩在門口探了探頭，發現我正埋首工作，便關心道：「明天要開庭了嗎？」

「是啊，要到舊金山去。」我說。

在加州，病患犯下罪行的行政區即擁有對該病患的管轄權，因此所有相關的開庭審理，自然也在該行政區辦理。加州占地廣闊，往返各地常常要好幾個小時的車程，而且陪審團審判動輒一天以上。

「感覺沒什麼好說的。」科恩說：「麥考伊這個人如果沒有危險性，我看天底下就沒有危險分子了。」

過去幾天來，我花了不少時間思考麥考伊的案子，怎麼想都覺得問題嚴重。科恩說得沒錯，麥考伊是我見過最危險的人，可是真正的關鍵還是在於這樣的危險性，究竟是否源自精神疾病。除此之外，我還得證明他目前仍患有這樣的精神疾病，而不是純就當初殺人犯案時而論。如果無法斷定他此時此刻正受疾病所苦，問題就嚴重了。

而問題就在於比爾．麥考伊現在並未患有精神疾病，也許自始至終都沒有。他犯案時嗑了甲基安非他命，嗨到不行，這點在紀錄上記載得清清楚楚。他沒病這件事，我知道，他知道，他的辯護律師也一定知道。明天的開庭，會是一場硬仗。

「明天再看事情如何發展囉！」我對科恩說。

當天下午下班前，我把幾份病歷送回護理站。經過麥考伊的寢室時，他忽然從房裡跑出來。

「明天真是大日子呢。」他說。

「祝你一切順利。」話說完，我就走開了。

我覺得有些奇怪。我曾目睹麥考伊攻擊人，甚至要把對方殺了，但他同時也是我的病患。我們甚至一起用ＣＰＲ救過人，還交換過童年的萬聖節往事。此外，身為醫師，我曾宣誓要將他人的福利擺在我個人之前。在此同時，我卻必須出庭作證，反對他出院，進一步激怒他。眼下這個狀況，實在太棘手了。

眼前這位亞裔美國人羅伯特．梁年約三十出頭，在我走進他的辦公室時，站起身來招呼我。

「席格醫生嗎？」這位舊金山郡的助理檢察官問道。

「梁檢察官，很高興終於和你親自見上面了。」我握著他的手說。我和梁檢察官在那個禮拜稍早就通過電話，把證詞過了一遍。如今我把寫好的筆記取出放在桌上，梁檢察官則拿出他的黃紙筆記本，兩人就這麼坐下來開始排練。他將設定好的問題一一念給我聽，我則是逐一說出擬好的答覆。法庭上，檢察官只問答案已經清楚掌握的問題；雖然電視法庭劇喜歡峰迴路轉，但現實生活中，還是要盡量避免出其不意的情況。

最後幾題，梁檢察官問到了關鍵問題——「當事人現在究竟是否受精神疾病所苦？」我如實表達我對麥考伊可能並未患病的疑慮。

「我不是要告訴你怎麼做比較好。」梁檢察官說：「除非你希望麥考伊當庭釋放，不然剛剛那段話你還是別說吧。」

第十六章

性這件事可說是我的敗筆之一，只要能得到，我什麼方法都可以。如果要強迫人，那就強迫人吧……我也曾將動物殺死後再和牠們性交，事實上，活著的動物我也試過。

——亨利・李・盧卡斯（Henry Lee Lucas，盧卡斯是美國史上殺害人數最多的殺人魔，一般認為他在一九七五至八三年間共殺害三百五十名男女。他原本在德州被判處死刑，後由時任州長的喬治・W・布希〔George W. Bush〕實施減刑。盧卡斯已於二〇〇一年三月十二日在獄中自然死亡）

法院審理精神疾病相關案件時，有一定的程序：病患犯罪遭起訴後，首次與律師會晤時，律師會針對當事人當下或犯案時的心理狀態提出疑慮，其後法院便會指派精神科醫師（英文稱為alienist）擔任鑑定專家，針對被告的精神狀況與當下（或者犯案時）的心理狀態表示意見。

倘若該鑑定師認為當事人在犯罪時即患有精神疾病，因此無法判別是非，公設律師便能提出聲請，要求法院以精神錯亂為由判處當事人無罪（NGRI）。這一步非同小可，因為法官一旦如此判決，當事人便能直接獲判無罪，改而進入州立精神病院接受治療。無罪的意思即沒有犯罪，也就代表案件的刑事部分已無存在之必需，相關起訴將全部撤銷，接下來唯一該做的，就是治療病患。

根據最高法院的原則，治療病患時，重點並不在於緩解症狀，而在於「危險性」的判定。若要維持NGRI的判決，把病患繼續關在病院裡，院方必須按時提出證據，證明病患持續受精神疾病所苦，且具有危險性。如果只是生病了、但沒有危險性，或者單純具有危險性、但沒有生病，皆不構成NGRI的要素。

比爾．麥考伊當初正是循NGRI的途徑進入精神病院，所以即便犯罪內容相當駭人，他仍未遭到起訴。如果梁檢察官和我無法證明他現在仍受精神疾病所苦，同時具危險性，他就能自由出院了。

梁檢察官轉過身來對我說：「我知道這場聽證會讓您的立場相當尷尬。一來麥考伊是您的病人，二來我知道作證反對他出院，會造成您之後的困擾，但我們也必須為外頭的人著想才行。」他兀自朝窗外點了點頭。「外頭的人還得靠我們來保護啊。」此話一出，我們倆都安靜了一會兒。

「我們該出發了。」梁檢察官最後開口說。他一手提起破舊的公事包，同時伸手開門。我們一同穿越法庭外稀疏的人潮。

我在旁聽席找了位子坐下。梁檢察官越過一道隔開旁聽席與審判區的小門，走向法官席前兩張桌子的其中一張，先將公事包放在桌子底下，才坐下來。

旁聽民眾陸續入座，我再次複習手中準備好的筆記，也思考了許多事情。我想了想C病房、麥考伊，還有梁檢察官方才和我說的話。我從一旁的小窗看出去，馬路另一頭有兩名女子正在慢跑。

精神疾病相關的審理有兩種進行方式：一種是「庭上裁判」，意即進行時只由法官定奪；另一種則是陪審團裁判。被告可以任選其中一種，而麥考伊選擇了後者。

關在州立精神病院裡的病患和其他州立監獄裡的犯人一樣，除了應行的法庭複查之外，還擁有每年提出一次提審（writ of habeas corpus）的權利。拉丁文中，writ 意指「法律行動」，而古英國法中，habeas corpus 則代表「人身提出」。總而言之，病人提出提審要求之後，監禁單位（在此指的就是蛾摩拉）必須協同病人一起出庭，由前者設法向法院證明持續監禁病人的合法性。這一次，麥考伊就提出了提審要求，而當天早上進行的，就是提審聽證會。

多數聽證會進行的方式大同小異，以病患提審案件而言，院方代表多為所屬行政區的檢察官，主張病患有持續住院的必要，而辯方律師或公設律師（如果是公設律師的話，與檢察官一樣都是吃公家飯）則會主張醫院應釋放病患。至於身為醫師的我，總是以檢察官證人的身分出庭。

聽證會上的證人可以分為兩種：一種是事實證人（witness of fact），一種則為專家證人（expert witness）。前者只需負責講述個人的所見所聞，後者必須提出專業意見、下結論。我是專家證人，待會檢察官會先問我問題，再換公設律師反訊問。

最高法院安排每日開庭順序時，不會優先辦理精神疾病相關的聽證會，所以出庭當天，我在旁聽席等了兩個小時，直到之前的案件（毒品相關的逮捕、家暴、毆打事件）都宣判完畢，法官才嚴肅地拿起手上的今日案件表，念出「威廉・麥考伊一案」。

法官身材嬌小，是一名女性。法警從正中間的走道出去開門，好讓十二名前一天選定的陪審團進入法庭。期間，法庭裡的眾人都在等候，直到所有陪審員都從法官前方的兩造律師面前走過，紛紛坐上法官右方的陪審席，法警才將側門打開，讓麥考伊與兩名護送他的員警入場。麥考伊的手腳都銬上了鐵鏈，身上穿著乾淨的藍色病人服。他緩緩移動，走到律師身旁坐下，卻沒有朝我看。我仔細一看，才發現他用一塊ＯＫ繃把額頭上的**地獄**刺青貼了起來。

「梁檢察官，代表州政府的檢方準備好了嗎？」法官問道。

「庭上，準備好了。」梁檢察官說。

「被告呢，麥卡西律師？」法官繼續說道。

「準備好了。」蘇珊・麥卡西表示。她還算年輕，身穿深色褲裝。

「梁檢察官，您可以傳檢方的第一位證人了。」法官表示。

梁檢察官站起來，一轉身便說：「州政府傳席格醫師。」

所幸剛才還有其他案件在先，讓我多了兩小時仔細回顧筆記。不過更重要的是，那兩個小時也給了我一個機會，重新思考到底怎麼做才公平。到底我對麥考伊的責任是什麼？我對自己還有對院外社會大眾的責任又是什麼？

事實上，一直到檢察官傳我上證人席的時候，我才下定決心。我站起身，朝證人席走去。

我在法官的左方、離證人席不遠處就定位。

「請舉起右手。」在法警的要求下，我舉起右手。

法警接著對我說：「您是否嚴正發誓，您提供之證供皆為真實，且對真實無所保留，除真實之詞外一概不提？」

「是的。」

「請坐。」法官宣布。

我走上證人席。坐定後，可見左方有一小塊平台，上頭陪審團與觀眾看不見的地方，擺著一壺水、一只塑膠杯及一盒面紙。我稍微調整架在證人席欄杆上的麥克風。

「請報上您的名字以及怎麼寫。」法警表示。我照做的同時，法庭記錄員飛快地打著字。我先看了她一眼，再看看十二位陪審團成員（五男七女）——這群人等會兒就會決定比爾．麥考伊的命運。我沒看麥考伊，但我知道他正盯著我看。

梁檢察官一站起來，我便轉向他。「席格醫師，請問您的工作是？」

接下來進行的是一系列基本問答，法界稱之為 voir dire，即所謂的「預審」。這個字的字源不明，但演變至今，意思主要是審訊陪審團候選人，找出潛在的個人偏見，但就我的狀況而言，則是確定證人是否符合「專家資格」。

梁檢察官的問題相當直白、節奏明快，不出多久就告一段落，但麥卡西的問題則不同。她的第一個問題竟是問我高中在哪裡就讀，接下來的三十分鐘，還問我的居住地、大學修過的課、醫學院的課程內容、每堂課的成績表現等問題，同時要我巨細靡遺地描述我受過的精神科訓練及過去的工作紀錄。

這些問題瑣碎又累人，但我深知其必要性。麥卡西最後不大可能否定我專家證人的身分，因為我是本案唯一被傳喚的證人。但麥卡西的工作，說穿了，就是要盡其所能地代表麥考伊。她很清楚陪審團都在聽她問問題，只要她在預審階段找出破綻，即使是再小的破綻，都會對她有利。

「您在納帕州立醫院服務，至今才滿半年而已？」麥卡西問道，同時看一眼筆記，試圖強化訊問效果。

「是的。」

「這個問題非常複雜，作為專家證人，半年的經驗足夠嗎？」

「足夠。」

麥卡西放下手中的筆記。「我同意採用席格醫師為本案專家證人。」她最後說道。

麥卡西問我問題的時候，麥考伊特別專心聆聽，他現在對我個人背景的瞭解，已經超過我覺得自在的程度。他朝麥卡西笑了笑，麥卡西則是輕輕點頭回應。

此時，梁檢察官站起來，聽證會正式開始。他先問了我許多在電話上還有辦公室裡排練過的問題。我首先大概描述麥考伊自我抵達C病房以來的行為紀錄，討論到麥考伊攻擊威金斯的事件時，我和梁檢察官的問答變得非常具體。

「您說您曾目擊麥考伊用一把很重的木椅打破威金斯的頭？」梁檢察官問。

「反對！」麥卡西表示：「**打破**這個詞不恰當。」

「反對成立。」法官宣布。

梁檢察官重新問一遍問題：「您剛才說，您曾目睹麥考伊用一把很重的木椅攻擊威金斯的頭？」

「是的。」我回答。

「您自己是否也被麥考伊弄傷了？」

「是的，我被他推了一把，頭撞到牆壁，縫了十針。」

梁檢察官翻了一頁手上的黃色筆記本，保持一會兒靜默，好讓我剛說的那句話發酵。

「所以您對麥考伊先生的精神診斷是否形成了定見？」梁檢察官繼續問道。

「是的。」我說。

「請告訴我您的診斷為何？」

「躁鬱症，具有精神病症狀的躁狂。」

「狗屁！他說的是狗屁！」麥考伊立即大吼。這一吼，陪審團全因為驚嚇而怯縮。

法官敲了手上的木槌。「麥卡西律師，請協助當事人控制好自己，別再突然發怒，否則本席將請他離開法庭。」

麥卡西轉頭急切地與麥考伊談話。麥考伊花了一會兒才冷靜下來。「庭上抱歉。」麥卡西說：「下不為例。」

法官於是朝梁檢察官點點頭，示意要他繼續。

「您的診斷依據是什麼？」梁檢察官問我。

「麥考伊至今不時表現出極端的情緒擺盪，而且有幻聽問題。」我說。

「您說的症狀，此時此刻能否在麥考伊身上看見？」梁檢察官問。

「不能。」

「好，那過去六個月以來呢？」

「可以。」

「如果我提出麥考伊的病歷，」梁檢察官問：「您是否可以指出記載這些症狀的段落？」

「可以。」

麥考伊低聲對麥卡西耳語，不過麥卡西並未轉向他，而是直視前方。

梁檢察官走回自己的桌子，從一疊文件的最上方拿了一本紅色的「蛾摩拉」病歷，回頭將文件交給我。

我隨即找到相關段落，便問梁檢察官：「我可以讀出來嗎？」

「請讀。」梁說。

「這是麥考伊攻擊威金斯當天，由病房護理師寫下的紀錄。」解釋完畢，我開始逐字朗誦病歷：「攻擊事件發生後，麥考伊雙手抓著自己的頭表示：『是腦中的聲音要我做的。』話一說完，他便走進院子裡。」

麥考伊作勢要跳起來反對，但麥卡西一手按住他的手臂。兩人低聲交談了幾句。

「庭上，我問完了。」梁檢察官就此結束對我的訊問。

麥卡西先確定麥考伊的情緒控制住，才站起身。

「麥考伊的病歷中，是否還有任何關於精神病症狀的紀錄？」她冷靜地問道。

「沒有。」

「這本病歷算是滿厚的。」麥卡西說：「席格醫師，可以麻煩您將病歷本舉起來讓陪審團看看嗎？」

我舉起病歷本，將側面轉向眾人，讓大家看看這份四吋厚的文件。

「這麼厚的一整本病歷，」麥卡西繼續說：「您卻說只有一處記載您主張麥考伊現在仍患有的精神病？」

「是的。」

麥卡西朝我走近。「有沒有可能我的當事人當時只是在開玩笑？」

「那是非常可怕的一天，沒人有心情開玩笑。」我說。

「好，那您當天自然也在場囉？」

「是的。」

「既然在場，您是否親耳聽見麥考伊說出那句話？」麥卡西問。

「是的。」

「您是否認為他這句話確實代表他聽見了聲音？」她問。

我正眼看著麥卡西。「我不曉得那句話代表什麼意思，但那句話確確實實從他嘴裡說出來。」

麥卡西注視手中的筆記，先是轉向陪審團，再轉向我。「沒有其他問題了。」她說。

「您可以離開證人席了，席格醫師。」法官宣布。

接下來的流程就與我無關了。法官與陪審團勢必將聽詢麥考伊的說法，然後梁檢察官與麥卡西兩人會各自提出結論，再由陪審團決定麥考伊的命運。基本上，我的工作到此結束。

我打梁檢察官的桌前走過，越過小小的單擺門，穿過旁聽席，走出法庭。我坐上自己的卡車，開上州際公路。

遠方，暴風雨正在集結。

第十七章

他開始亂動聖誕樹，告訴我聖誕樹有多漂亮，所以我就開槍了。

——大衛・布拉克（David Bullock，一九八一至八二年間共犯下六起謀殺案。第五名受害人為黑利柏多・莫拉里斯〔Heriberto Morales〕，年五十，他在參加聖誕派對後，造訪布拉克家）

禮拜一早上，我鼓起勇氣，打開了C病房的大門。那一週，我每天早上都帶著同樣的心情上班，當我每天早上看到麥考伊的床整整齊齊、沒人睡過之後，都感到如釋重負。一直到禮拜五，我開始放鬆心情。「他們一定是讓麥考伊出院了。」我開車回家時思忖著。

那個週末，我和英格麗還有約翰為聖誕節做準備，不只一起採買、包裝禮物、出門吃飯，我和約翰還沿著房子屋簷裝上聖誕串燈。此外，我們把最香、最大的一棵花旗松拖回家。

週一上班時，我確認了還需在購物網站亞馬遜下單的採買項目，心想**週六才是聖誕節，應該沒問題**。

我走過安全檢查口，穿過院子草地，經過一群無所事事的孔雀。那天早上，我先進辦公室收了 email 才進C病房。

打開門鎖一看，走廊空空如也。我開始朝護理站前進。

「聖誕快樂！」麥考伊的聲音從他的寢室裡傳來。我一看，他將頭探出門外，看著走廊上的我。他額頭上的繃帶已經取下，露出**地獄**兩個大字。「席格醫師，真高興又見到你。」

「我也很高興見到你，麥考伊。」我邊說邊走向會議室。這段路忽然變得好長。

「麥考伊回來了？」我在會議室裡找一張椅子坐下。

「他看起來很平靜。」韓考克試圖安撫我。

「但這些人實在很難講。」項反駁：「問題不就出在這裡嗎？」

「別擔心。」科恩說：「我們都在這。」

「我不擔心。」我撒謊道：「開始開會吧。」

晨會結束時，我心裡還是不舒坦。「我們來談談麥考伊的事，好嗎？」我說：「我必須弄清楚他對法院那天發生的事有什麼感覺。」

「好主意。」項說。大家也都同意。

「我這就去叫他過來。」科恩話一說完便離開會議室。

等待的時候，眾人都沒說話。不久，會議室的門打開了。

「大家早。」麥考伊打完招呼，便在我和科恩對面找了位子坐下。

「麥考伊你也早。」項回道。

「我做錯事了嗎？」麥考伊問：「我從來沒被找來這裡過。」

「我們只是想看看你好不好，瞭解你的狀況而已。」科恩說：「我們知道聽證會的結果不如你的預期，所以想知道你的心情。」

「我沒事。」麥考伊說。

「我在法庭提出的證詞不利於你，」我問：「你不生氣嗎？」

麥考伊全神貫注地看著我。有那麼一會兒，我以為他就要翻過桌子向我撲來。

「麥考伊……？」項說：「我們在問你不生氣嗎？」

「噢，我嗎？我沒事。」麥考伊終於吐出這幾個字，說完還笑了笑。「醫生，我知道你只是在盡精神科醫師的責任。反正那天不是我第一次出庭，大概也不會是最後一次。」

忽然間，他的笑容不見了。「當然這不代表我同意你當天說的話。」麥考伊繼續說：「事實上，我覺得你自己也不太信吧？」他聳了聳肩。「但木已成舟，又能怎樣呢？」

「出庭對大家來說都不是件容易的事。」科恩表示：「我想我就把話說白好了，你有報仇的打算嗎？你不會為此傷害誰吧？」

「我不是那種人。」麥考伊回道。

「那你是哪種人？」我問。

坐在椅子上的麥考伊此時忽然向後一攤。「你或許不相信，」他說：「但以前的我和你們一樣，也是穿西裝、打領帶上班。我大學畢業，還是合格的公家會計師，有老婆、有房子，什麼都不缺呢。」麥考伊繼續說：「我以前還在社區的青年活動中心教過心肺復甦術。你說奇不奇怪，我這個人會教ＣＰＲ？還是會計師？那怎麼會變成今天這樣呢？這就得問甲基安非他命了。」他笑了出來。

「會計師？」韓考克說：「真有趣！」

我完全無法推測這場對話接下來會如何發展。

「以前的我專門從事商業會計。」麥考伊繼續：「很不簡單的東西，漂亮極了。你知道為什麼我說漂亮嗎？因為不管是每一天、每個禮拜，還是每一年，有時就算是十年才跑一次會計，資產與負債總是兩相平衡，乾淨漂亮。欠人的，最終總是要還的。」

「你這是在威脅我嗎？」我問。

「威脅？」麥考伊一個字、一個字慢慢說：「怎麼會是威脅呢？這不是在聊會計嗎？」

「你之前搞得席格醫師後腦縫了十針。」科恩說：「我看現在資產負債已經兩不相欠。」

「縫十針跟在這裡多待一年，你們說能比嗎？」麥考伊說。

此刻，我實在厭倦了，不願再感到懼怕，便挺直腰桿直接說：「麥考伊先生，我們就別提那十針了。我最近發現一件事，就是加州要訂立新法，叫『瘋狂但有罪』。你聽過嗎？」

麥考伊的視線稍稍偏一點，說：「之類的。有，有聽過。」

「這代表，如果有人犯了暴力罪，」我說：「譬如傷害罪，那麼即使他當時已經發瘋，還是得服完整個刑期。我告訴你，真正的監獄裡是沒有壘球聯賽的。」我學麥考伊先前那樣，在椅子上往後一攤。「而且我告訴你，這條新法可以追溯到去年九月。」

麥考伊打直了身子，我們一對著眼後，誰也沒把視線移開。

「我……怎麼忍心錯過壘球賽呢？」麥考伊終於說了，接著便移開了視線。

威脅可以分成兩種，所謂「熱威脅」指的是盛怒之語，譬如：「我要殺了你！」顯然是在威脅對方。相形之下，「冷威脅」就充滿冷酷與算計，像是麥考伊方才說的「資產負債總是要兩相平衡」，就屬於冷威脅。冷威脅要否認起來可說是輕而易舉，若不仔細探究，甚至顯得相當無害。然而，冷威脅可不是鬧著玩的，甚至比熱威脅更加危險。盛怒總會過去，但冰冷的心懂得靜候佳機。

科恩將麥考伊送回房，大家都盯著我看。

「做得好。」韓考克說。

「我也覺得。」帕蘭琪表示。

「我們還是得多注意點。」項說。

科恩回到會議室後，對我說：「剛才回房的路上，麥考伊問我你說的那項新法案。你是在哪裡讀到的？」

「網路上吧，我再找找連結。」我說。

由於太過疲憊又想換話題，我轉身問帕蘭琪：「我聽說院裡要安排聖誕老人來訪？」

帕蘭琪心情忽然好起來。「每年都會來喔，都安排在聖誕節前最後一個禮拜五。今年就在這週五的下午。」

「活動內容是什麼呢？」科恩也開心起來。

「到時候你就知道了。」項說。

我知道我暫時不用擔心麥考伊的事情，但暫時終究只是暫時，麥考伊在外頭有親友，隨時可以上網查資料。無論如何，我想至少年底假期這段時間，我不用太過擔心。

禮拜二下午，我站在C病房的走廊上，一名老人向我走近。「聖誕快樂！」他對我說：「這是我在工藝課做的。」他把手上用小木棒製成的作品送給我，作品本身不只塗成五顏六色，還撒滿紅色和金色的亮片。「這是可以通靈的詭怪小電話。」他語帶自信地說。

「謝謝你。」我邊說邊把禮物放在護理站窗邊的小平台上。「放在這裡，大家都能看見！」

禮拜三，柏恩斯推著輪椅到我身旁。「這是給你的。」他手中拿著一幅水彩畫對我說。

我在走廊的燈光下，欣賞這幅紅、綠兩色構成的作品。「這是……」

「樹上的聖誕吊飾。」柏恩斯說：「我小時候的最愛。」

「畫得很漂亮呢！」我說：「柏恩斯，聖誕快樂！」他聽我這麼一說，便帶著微笑離開。回到護理站，我把畫掛在國旗旁邊。

病患送禮物給醫師，背後總是充滿意義，而且並非恰當行為。在門診病房，送禮可能是病患希望醫師特別關照，或是期待醫師等價交換；無論前者還是後者，都應該極力避免。若是導致病患情感受到傷害，或是回應被病患偏執而錯誤地詮釋，都可能導致暴力行為。

精神科醫師與病人之間必須保持距離，這項規定發展至今變得相當嚴格，不只不能有情感上的瓜葛，也不能有金錢上、肢體上的接觸。此外，當然也不能有人情或禮物交換。醫師與病人之間的那條分野，正是所謂的界線，任何違反章程的作法，都稱為「越界」。所有丟執照的精神科醫師，幾乎都是從單純的「越界」開始的。

禮拜四的時候，湯姆．卡勒瑟斯對我招招手，示意要我到他的房間。進去之後，我發現他手上有一小盒包裝完整的禮物，那包裝紙一看就知道是工藝教室偷來的勞作紙。「我不是要送你禮物。」他邊說邊把薄薄的盒子放進我的手裡。「只是想把東西還你而已。」

我接過東西，突然覺得喉頭有什麼東西卡住了——裡頭裝的是什麼，我已經猜到了。

「這是我念高中時你送我的。」卡勒瑟斯說：「這東西陪伴我走過許多難關，以前我每次看到它就會想起你，然後想起我不能讓你失望。」

我將膠帶撕開，工整地拆開包裝紙。只見一只透明的塑膠盒裡頭，裝著一九五九年份的山迪．考法克斯（Sandy Koufax）棒球卡。卡勒瑟斯和我都曾是棒球迷，而我從小就喜歡蒐集棒球卡。當年送卡勒瑟斯這張卡片的時候，精神醫學界有關「界線」的問題還沒這麼一翻兩瞪眼。

忽然間，好多回憶湧上心頭。我想起卡勒瑟斯還年輕的時候，也想起自己年輕的時候，還有小時候父親送我這張棒球卡的時候……我就這麼盯著球卡看。

「你知道這我不能收。」我說。

「我知道，」卡勒瑟斯回道：「但這張卡片給我很大的幫助，也許你現在可以把它送給其他需要的人。」

他握住我的雙手。「聖誕快樂。」話一說完，他就走回房裡。

這張我久未想起的卡片，到底該怎麼處理，我心裡已經有了清楚的答案。我暫時放下不得越界的考量，將卡片收進口袋裡。

禮拜五開完晨會後，拉森說道：「我們三點集合，然後帶病人參加遊行。」

「遊行？」我說。

「聖誕老人要來了嘛，」莫娜蓬說：「所以一定要舉辦遊行。」

「人家大老遠從北極過來，」科恩補上一句：「當然要歡迎一下。」

「今年的聖誕老人是誰扮的啊？」帕蘭琪問道。

「應該是樓上的病人華森。」項說。

「華森？」帕蘭琪回答：「可是他身材很瘦小耶？」語畢，她將手伸至肩膀的高度。

「但只有他一整年下來沒發生任何警報事件。」項說。

午餐後，科恩和我在回C病房的路上遇到帕蘭琪和莫娜蓬，她們兩人身穿綠色妖精裝、腳穿紅襪子、頭戴尖帽、踩著捲頭鞋，往安全檢查口走去；我們倆向她們招招手，她們則是隨性跳了一段妖精舞，再朝我們揮揮手。

在院內隔離治療區的中央，也就是D病房前的一塊大草皮上，已經搭建好一座木製舞台，上頭擺著一棵二十呎高的聖誕樹，樹梢除了掛上數十個藍白色大型紙糊飾品，還有三條又寬又長的銀色彩旗繩纏繞樹身。聖誕樹的底座是一塊樹裙布，上頭擺了許多顏色亮麗、尺寸超大的木盒子，全都以彩色緞帶點綴。聖誕樹的右方有一座小講台，講台後方羅列兩排摺疊椅。

回到C病房，科恩和我隨即加入其他醫護人員及C病房病患的行列。除了留守的幾位病人、留下來看管的兩位夜班護士之外，項看了看手上的清單，在每個人的名字旁分別打勾，然後科恩便把門打開，讓所有人出發。

一路上，我和布德羅走在一塊，卡勒瑟斯則是在隊伍後方幫奧特加推輪椅。其他醫護人員三三兩兩走在前頭，四散在C病房的病患之中。整個院區，只見病患像暴風雨中集結的溪水，朝著那棵高大的聖誕樹湧流而去，一大群人就這麼在舞台前方集合。

院裡的聖誕節和其他地方沒什麼不一樣，大家都非常興奮，唯一不同的地方，在於今天的現場有完整警力部署，牢牢圍住歡慶佳節的病人。此時，裝設在樹幹旁的喇叭開始播起〈白色聖誕節〉、〈紅鼻子馴鹿〉等聖誕歌曲，眾人不禁跟著唱和。歌聲告一段落之後，法蘭西斯醫師便站上講台。開口前，她用手輕輕敲了幾下麥克風。

「歡迎參加納帕州立醫院的年度聖誕慶典。」她說：「大家玩得還開心嗎？」

「開心！」眾人齊聲回答。

法蘭西斯醫師先對在場的院方重要人士表達謝意，再感謝負責搭建舞台及布置聖誕樹的工作人員。「話不多說，現在就讓我們歡迎女子病房的馬拉．卡索來為我們點亮納帕州立醫院的官方聖誕樹！」

一位留著短棕髮、體型較大的女病患站到了法蘭西斯身旁。

「我們一起來倒數吧！」法蘭西斯說：「五、四、三……」她帶著眾人一起倒數。不過才數到三，卡索就耐不住興奮按了開關，整棵聖誕樹霎時亮了起來。

「……二、一。」法蘭西斯還是繼續數完，但聲音已經被眾人的驚呼和掌聲淹沒。

法蘭西斯接著轉向安全檢查口的方向，對眾人宣布：「看來我們的特別來賓已經抵達了！」

這時，主要幹道上忽然出現了兩輛一九五八年款、全新翻修、長魚鰭造型尾翼的凱迪拉克敞篷車，由兩位面帶微笑的員警駕駛。前面那輛藍色的凱迪拉克，有幾個穿綠衣的妖精站著對大家揮手；後頭粉紅色那輛的後座則是坐著全身裝扮完整、但身材相當嬌小的聖誕老人，帶著一大袋禮物出場。音響系統此時開始播出聖誕名曲〈聖誕老人來了〉。

病患們都興奮地跳上跳下，各個拉長脖子希望一睹聖誕老人。「讓我們給聖誕老人先生一點納帕式的歡迎，好嗎！」法蘭西斯高聲喊道。

聖誕老人與妖精一行人、兩輛車，一路向舞台駛去，眾人則是報以盛大的歡迎。妖精們下了第一輛車後，馬上在第二輛車旁站成兩排，恭候聖誕老人下車（應該是下車沒錯，因為我透過人群，只看到他帽尖一顆紅球在綠色妖精之間移動，就像一顆紅球在綠絲絨桌面上跳動）。

爬了兩步階梯，扛著一大袋禮物的聖誕老人一腳站上木製舞台。此時，法蘭西斯先是走上前去正式表示歡迎，再轉向眾人伸出她的手來，沒想到這一伸，差一點打在聖誕老人的眼睛上。身材矮小的聖誕老人站在法蘭西斯旁邊，看起來就像還在上學的小男孩。

突然間，聖誕老人停下手邊動作，站直了身子，然後一個轉身，瞪著台下的群眾，指著一位病患大吼：「喂，放開我的女人！」

「去你媽的聖誕老人！」第一排某個高大的男子回嗆。這傢伙正一手摟著一名黑髮女子的肩膀。

聖誕老人提起一旁的禮物袋，先是向後甩過肩，然後一步向台前走去，大吼：「去我媽的？我才去你媽的！」

「你這軟腳蝦，閉上你的蝦嘴！」身材高大的男子回道。

聖誕老人轉了一圈，眼看禮物袋就要砸向台下。

關鍵時刻，科恩啟動了警鈴，大聲喊：「上！」這一喊，我們一群醫護人員便跳上舞台，只是晚了一步，因為項制伏住聖誕老人的時候，那袋禮物已經削過科恩的頭頂，向台下飛去。這一丟，所有人都陷入了混亂，院警立刻擠滿舞台，趕緊維持秩序。

「你這腳踏兩條船的蕩婦！」聖誕老人對黑髮女子叫罵，並持續掙扎，卻敵不過項與科恩兩人的力氣。我找到聖誕老人的禮物袋打開一看，裡頭全是髒衣服。

四名院警接著將聖誕老人帶至舞台後方，可是他的雙腿仍然不停地向空中猛踹。混亂之中，聖誕樹熄了幾盞燈，樹下兩大盒禮物掉到地上被眾人踢來踢去，樹上一條銀色彩旗繩還掉到地上，被大家踩個稀巴爛。幾位重要人士離開現場之際，更不小心弄倒一張椅子。

院警與醫護人員將所有病患送回各個病房，我也跟著C病房的人群行進，只是走沒多久，竟然發現塞凡提斯本人戴著完好如初的浣熊面具，甩著兩條粉紅耳朵，挨在我後頭走著。

我往旁一站，想先讓他過。心慌的我，同時四處搜尋麥考伊的身影，卻遍尋不著。最後，我選擇留在原地，等到大家都走了，再回舞台幫忙善後。

第十八章

我當時坐著，一個大概十一、二歲的小朋友跑過來，想找東西。不過不管想找什麼，我想他都找到了，因為我把他帶到沙石坑，就這麼把他丟在那裡；不過在丟下他之前，我先雞姦他，再殺死他。我把他丟進坑裡的時候，腦漿還從他耳朵裡跑出來。

——卡爾・潘滋藍姆（Carl Panzram，他共犯下二十一起謀殺案，其中六名受害者都是他赴非洲獵捕鱷魚時的地陪。他將這六人分屍後，讓鱷魚吞下肚。他於一九三〇年九月五日被送上絞刑台伏法）

我在玄關桌上看到亞馬遜網路商店送來的包裹時，心情頓時好了起來。眼見約翰盯著紙箱看，我笑著問他：「你在看什麼？」

「打量一下尺寸嘛。」約翰說：「房間空間有限，得好好規畫。」

「你又知道這是給你的？」我邊說邊拿起包裹，走向臥房。

「從亞馬遜訂的東西，總不會是給老媽的吧。」約翰回我。

「什麼時候變這麼聰明了？」我直呼。

時間很快就來到了聖誕夜，英格麗因為自己的家人不在身邊，顯得有些失落。明年才輪到英格麗的家人來我們家過節，到時候不只英格麗的雙親，她的兄弟姐妹還有姪甥輩都會來我們家作客，不過今年家裡就只有我們三個人和兩隻狗而已。

聖誕夜那天晚上，我們稍微修剪了聖誕樹，然後交換禮物。

換到最後一件禮物時，樹下只剩一只裹著銀色包裝紙的長方形小紙盒。約翰拿起禮物，讀出標籤上的字：「給約翰，愛你的老爸。」

「你們每年都是聖誕老人！」約翰說。

「這次的禮物和以前有點不一樣喔！」我說。英格麗則是疑惑地看著我。

約翰小心翼翼地拆開包裝紙，從裡頭拿出一只塑膠保護盒。盒裡裝著的正是卡勒瑟斯幾天前送還給我的一九五九年山迪．考法克斯棒球卡。

「這張卡片是我小時候我爸給我的。」我說：「我剛當上精神科醫師的時候，曾經把這張球卡送給一個朋友。現在他長大了，把卡片還給我，我決定把它送給我最愛的人。」

「考法克斯……」約翰把名字重複了一遍。「他很有名對吧！」

「棒球史上最厲害的投手就是他。」我說：「我小時候看過他投球。我甚至覺得這張球卡有魔力，可以保護我，後來就是這張卡片幫我度過你爺爺、奶奶離婚的那段日子。」

「怎麼都沒聽你講過這段往事？」英格麗說。

「我年輕的時候傻傻的。」我說。

「雖然我不認識這個球員，」約翰說：「但我很喜歡。」

C病房裡，聖誕節一直到元旦期間的這個禮拜，基本上相安無事，雖然偶有幾次小衝突，但沒什麼大問題。那一週，常有人會提起聖誕老人事件，而每提到一次都會換來笑聲。這起事件如今已經成為蛾摩拉傳奇裡的一則，卻是一種平行宇宙似的存在，因為這個故事裡沒有人受傷，並不像其他故事一樣令人充滿恐懼。

這段期間，我和麥考伊在走廊上碰了一、兩次頭，不過他總是對我相當恭敬，我也給他相當的空間；另一方面，塞凡提斯沒有來煩我。我暗自打算，今年的新希望就是不要再引發更多病患對我的恨意與殺機。

「跨年夜有什麼計畫呢？」韓考克問我。我們倆是週五晨會最後離開的人。

「我老婆的醫院有活動。」我說：「你呢？」

「和家人上教堂囉。」韓考克說：「家裡的傳統啦，隔天還會到遊民庇護中心幫忙煮愛心餐。」

「不看場美式足球嗎？」我問道。

「我們對足球沒意見，」她說：「不過我們要等週一晚上才會回到電視機前。」

「可以請問你們家是哪個教派嗎？」

「我們信的是復臨安息日會。」韓考克說。

「是米勒教派（Millerism）嗎？」

「沒錯。」

「我兒子四年級的時候讀過安息日會辦的學校。」我說：「他那年過得很開心。」

「很高興聽你這麼說。」韓考克表示。

「我可以捐款給庇護中心嗎？」我問：「或是幫忙準備愛心餐？」

「可以捐款的話就太好了！」

因為我常丟皮夾，幾年前開始，我就不帶皮夾在身上了。我把幾張鈔票從口袋裡掏出來攤平交給韓考克。我們都沒清點確切金額。

「週末的球賽，你支持哪隊呢？」韓考克將錢放進口袋時問道。

「猶他州隊，我老家的球隊。」

韓考克拍拍口袋。「因為你的善心，猶他隊至少多一次達陣。」

那天晚上，我為了在新年假期前把電腦文件處理完，所以加了班。傳簡訊給英格麗之後，我又收了一次信才把電腦關掉。我把辦公室鎖上，穿上冬季夾克，走出病房大門。

我在冷風中豎起夾克的領子，不過才走不到五十呎，就因為一幅似曾相識的景象停下腳步。在我的右手邊，就在C病房的後方，又一樁香菸買賣在上演。只見一個人把香菸遞給另一個人，第二個人則把錢交給第一個人——同一盞路燈下、同樣模糊的人影，但此時的我已不再是當初的我。

我一啟動腰際的警報器，警鈴立刻大作，兩人見狀嚇了一大跳，馬上丟掉手中的香菸與現金，竄入病房後方，消失在夜色中。

主道路上，大燈開始照射，C病房的大門也打了開來，衝出一群醫護人員。兩台警車緊急煞車抵達現場後，員警立刻下車。我招招手要眾人到我這邊來。我的心跳一點也沒有加快。

「醫生你還好嗎？」柯爾認出我之後詢問。除了柯爾，還有另外三名員警，一群人的後方襯著不斷交替的紅、藍色閃光。

「我沒事。」眼見C病房與B病房的人員陸續抵達，我伸手將警鈴按掉。

帕蘭琪喘著氣說：「我們知道你剛離開大樓沒多久，所以擔心死了。」旁邊一名護士和兩名B病房的精神科技術員跟著點頭。

「我沒事，」我說：「但你們看那裡。」我指向C病房後方無人的空地。

「我剛才又看到有人在買賣香菸。」我說：「警鈴一響，他們嚇到，東西一丟就跑了。」一眼望去，地上有一盒紅色的萬寶路香菸，還有用橡皮筋捲起來的一捆鈔票。

「兩個人往哪邊跑？」柯爾說。

「大樓後面。」我用手示意。

「好吧，我負責徒步追蹤。」柯爾喊道，向其他員警示意。「你們從D大樓後方開始，搜尋圍籬周邊。」三名警察一聽，馬上跳上警車，疾駛而去。

「大家先別亂跑。」柯爾對我們這群人下達命令後，便朝C病房後方走去。

接下來幾秒鐘，我們站著不發一語，護理師面面相覷。「我們最好回病房去。」帕蘭琪說：「情況應該已經控制住了。」

「好主意。」我說。

「你這邊應該沒問題吧？」B病房的技術員問道。

「就交給警察吧。」我回道：「大家在這裡只會礙事。」

「新年快樂囉！」帕蘭琪向我道別後，醫護人員便回病房去了。

「你也新年快樂！」我說，不過就在此時，遠方又傳來一陣警笛聲。第三輛警車停妥後，警示燈仍然在閃爍旋轉。有人下車，朝我走來。

「怎麼又是你？」勒文警探說。

「我又目擊一樁香菸交易，柯爾已經往那頭追去了。」我用手比了比方向。「他可能會需要幫忙。」

「柯爾會照顧自己。」勒文表示：「我倒是覺得怎麼每次出事你都……」

「勒文警探！」一輛巡邏車忽然開過來、緊急煞車，車窗搖下後，傳來喊聲。

「D大樓群後面……快點過去！」車上的員警斷斷續續喘著氣說。

勒文和我一聽，立刻拔腿出動。

我們跑了幾百呎後，先是抵達了D建築群的邊緣，再從送貨通道繞到建築物後方。就在通道的正中央，混凝土卸貨區和卡車車位的對面，柯爾一個人站在圍籬下，拿著手電筒照向圍籬上方。

我們一看，只見一道約十呎的缺口，上頭一條鐵絲網也沒有。

「這個進出口是給卡車送貨用的，」柯爾說：「不然卡車沒辦法進來。」

「照理說，病患不會知道這麼多。」勒文表示。

「如果犯人往這個方向跑來，」柯爾環視空無一物的四周，「十之八久已經從這裡翻牆逃走了。」

「我們需要支援。」勒文向另一位警察說：「我負責通知郡警長，搜索院區周邊。」

「要出動直升機嗎？」其中一名員警問道。

「要。」勒文回答。

「快找人來封鎖現場，」柯爾說：「還有派人封鎖C病房後面的空地。」他搖著頭說：「天啊，真想不到有人逃得出去。」

「柯爾警官，我等等回安全檢查口找你。」勒文表示：「記得通知所有病房，有人逃院。另外撥通電話給行政單位，要他們下令查房。」

「你怎麼知道是病人？」我問道。

「還有誰會在圍籬內買賣香菸？」勒文說。

勒文說完話，柯爾便跳上車，加速駛離。

勒文抬頭看了看月光照耀的夜空，又看著我嘆了一口氣。「這種事發生的時候，你怎麼都在場？」

不久，兩架直升機開始在上空盤旋，同時一隊巡邏車負責沿著圍籬搜索。此外，還有一群由院警與納帕市警力組成的搜索隊，負責在院區內徒步搜尋。至於我，則是回到和安全檢查口連通的院區警察局，讓勒文做筆錄。

「第一個人穿什麼衣服？」

「不確定，光線很暗。」

「頭髮是什麼顏色？」

「光線很暗。」

「你說圍籬內有兩個人？」

「是的。」

「不是說光線很暗？」

我試著保持冷靜，回答：「我看見圍籬內有兩個人。」

「確定就只有兩個？」

「不確定，但我看到兩個。」

筆錄就這樣進行下去，結束後，勒文開始向他的上司艾利克森警長以及兩位穿西裝的地方警探簡報狀況。輪到C病房護士和B病房技術員做筆錄時，我趁空檔打給英格麗，向她報平安，要她不用等我回家。

「這件事別跟人提起。」勒文結束筆錄時說：「我們自己知道就好，知道嗎？」雖然他的語氣像在徵求同意，實際上卻是在下達命令。

「知道。」我說。

回到家的時候，已是夜半時分。臥室裡，英格麗坐在椅子上。

「你還好嗎？」她站起來說道。

「還好。」話一說完，我馬上給她一個擁抱。

「有人逃跑了嗎？」英格麗說。

「看來是這樣沒錯。」

英格麗吃了一驚。「太可怕了，人找到了嗎？」

「還沒，」我坐在床沿邊脫鞋。「不過大家都很努力在找，我看鎮上所有警力差不多都到現場了。妳剛剛應該有聽到直升機的聲音吧。」

「有啊，」英格麗說：「約翰也聽到了。」

我嘆一口氣。

「可是不是查個房就知道誰逃跑了嗎？」英格麗問。

「查房大概要花一、兩天的時間吧。」我說：「蛾摩拉有一千兩百個床位，有人回家訪視，有些人暫時轉到郡立醫院，每日都有出入院的變化要列入考慮。」

「你的意思是，院方沒辦法確實掌握住院病患的人數？」英格麗問。

「當然可以囉！」我改口：「很快就會找到逃犯啦！」

我沒告訴英格麗的是，蛾摩拉向來都有人數清查的問題，院方常常難以確定院裡究竟住了多少人。我電腦裡的那份官方住院名單上，有病患根本出院好幾個月了。

「可是怎麼會搞到這麼晚？」英格麗如此問道。

「因為警鈴是我按的，我又目睹了整起事件，警方自然有很多問題要問我。」英格麗安靜下來。「我們應該沒有危險吧？」她最後終於問道。

「當然沒有。」我說。

「這個逃跑的人應該認識你，對吧？」她說：「你說這是在病房外發生的事，他有沒有可能找到我們的住處？」

「別想那麼多，人現在應該已經抓到了。」我嘴巴上要英格麗放心，但方才回家的路上，我腦中也想著同樣的問題。

那天晚上，我們夫妻倆都沒睡好，一早就起來讀報紙。令人意外的是，儘管昨晚出動大批警力，還有直升機在夜空中盤旋，卻完全沒有病患脫逃或蛾摩拉的相關報導。打開廣播，也一樣沒有新聞報導。

「州立精神病院有病患逃脫，」英格麗說：「新聞媒體卻一點消息也沒有？難道情況還不夠危險？」

當天晚上，我穿上外套，和約翰一起坐在前門的陽台上。「我陪你走過去好了。」我說。當時天已經黑了，約翰正要到好朋友韓森家過夜。

「不用啦，不到兩個街口而已。」我們走上人行道時，約翰說。

「出來透透氣也好。」我說。

「是因為有人從你們醫院逃出來嗎？」約翰問道。

「你從哪聽來的？」

「爸，我不會有事的。別擔心。」

我陪約翰一路走到了韓森家，和韓森的父母聊了幾句，才掉頭回家。

「晚上還要去參加派對嗎？」我進門時，英格麗問我。

「晚上的派對對妳的工作很重要，」我說：「我們去吧，我不希望連家庭生活都被這群瘋子打亂。」

英格麗笑了笑。「而且，」她說：「誰想得到我們會去哪呢！」

派對上大概有十多對夫妻，大家都認識英格麗，卻還不認識我。這代表，在這場英格麗的醫師同事舉辦的新年派對上，我會不斷被問一個問題——「您在哪裡高就？」

一般人聽到我在蛾摩拉工作之後，通常會有兩種反應。第一種是暫時的害怕和退縮，好像我有傳染病一樣；第二種則是突然展現興趣，露出詭譎的笑容，然後用以下的問題作結：「你有遇過那種超級聰明又邪惡的天才型病人嗎？就是那種比醫護人員還聰明、把你們耍得團團轉的病人！」

人們上述的反應常常讓我心裡很矛盾。首先，我瞭解那些感到害怕的人，畢竟聽到這類人事物，誰不害怕呢？不過第二種人，或者更精確地說，第二種人的反應讓我特別困擾，因為就在那片刻的誠實中，我必須承認，不論發生過什麼事，在蛾摩拉工作確實讓我感到興奮。要坦承這件事實在是太難了。

那天晚上，我夢到了勒文警探。我們在安全檢查口裡的小房間對質，空間密閉又燥熱，勒文偌大的身軀正面朝著我傾壓而來，不斷用問題對我疲勞轟炸。而不知怎麼地，我一開口，吐出的聲音竟像空谷中的回音一樣。夢裡，勒文講話的速度不斷加快，聲音愈來愈刺耳，口水都噴到我的臉上。最後我終於受夠了，便舉起拳頭，用力揮向他那不斷開闔的嘴。

第十九章

她看起來是那種會發作的人——佛蘭妮，她的眼神告訴我。她的眼睛好像在說，如果你射殺我的聖牛，我也會以牙還牙。

——史蒂芬．金（Stephen King），《末日逼近》（*The Stand*）

新的一年，新的開始，我一早就到醫院處理文書作業，不過七點半進病房時，我很快就發現，雖然新年新氣象，病患依然是舊面孔，面臨的問題也沒有改變。

「你這狗娘養的蠢貨！」奧利佛．柏恩斯怒道。原來馬修斯正一把抓住柏恩斯的輪椅扶手，把他全速推向空無一人的走廊的另一頭。馬修斯大笑，快撞上牆壁才緊急煞車，只見柏恩斯往前一晃，又猛地往後倒。

馬修斯朝柏恩斯後腦一拍，拍拍屁股就走了。

「你這混帳，我和你沒完沒了！」柏恩斯邊弄正輪椅邊喊。

鄰近的醫護人員見狀，紛紛靠上來。「柏恩斯，你還好嗎？」我說。

柏恩斯越過眾人，丟下一句：「你們全部去死吧。」他怒斥：「順便帶上馬修斯一塊去！」

「馬修斯真是個徹底的混蛋。」帕蘭琪怒道：「不是不報，只是時候未到。」

「他什麼時候開始這樣亂搞的？」我問。

「推輪椅是這週末才開始。」一名夜間護理師表示：「不過他向來就愛惡作劇。」

我追上柏恩斯，關心他的狀況。

「柏恩斯，可以借一步說話嗎？」我站在他的寢室門口。柏恩斯坐在窗前，看著外頭的院子。

「少煩我。」他動也不動。

這麼早到病房，代表天還沒亮我就出門了。不過上班途中，我並沒有注意到暴風雨正逐漸逼近，等到準備晨會時，天空已經降下大雨。

會議室外頭，大夥站在窗前看雨。

「聽說這次豪雨特報非同小可。」莫娜蓬說。一陣又一陣的大雨打在窗戶玻璃上。「新聞說這是『鳳梨快車』現象，會出現熱帶型豪雨。」

「希望不會像〇六年那樣。」拉森表示。

「〇六年怎麼了？」我問。

「房子老了，」一項說：「排水不良，結果走廊和院子裡淹大水，到處堆滿了沙包。」

「那次大雨導致納帕河潰堤，」蘭迪回憶：「市區淹水淹了三呎，路都不見了，根本沒辦法出門上班。」

「也沒辦法下班。」莫娜蓬補充：「已經上班的只能待在工作地點。」

「我想今年災情應該不會重演，」項說：「不過還是打電話叫人送沙包好了。」

「我們得和馬修斯聊聊。」我在晨會結束時提議：「他會趁晚上騷擾其他坐輪椅的病患。」

「是啊，柏恩斯差點被他弄死。」帕蘭琪抗議。

「聊什麼，如果講了九十九次都沒用，講第一百次會有用嗎？」科恩反駁。項看了科恩一眼。「不然你有更好的辦法嗎？」

「我想我們都覺得束手無策，」卡爾斯泰表示：「但我想和馬修斯聊聊，對我們多少也有幫助吧。」

卡爾斯泰鮮少發表意見。「有道理。」我說。

於是，蘭迪把馬修斯找來，兩人進到會議室後，就在桌邊坐下。接著，我們和馬修斯的談話模式，就和平常一樣，充滿了否認。

「馬修斯，我們找你來，是因為夜班人員告訴我們，你時常騷擾坐輪椅的病患。」科恩起了頭。

「他們說謊！」馬修斯指控。

「可是我親眼目睹你騷擾柏恩斯。」我反駁他。

「我不知道你目睹啥。」馬修斯辯解，雙眼直瞪著我。「我才沒有騷擾別人。他們說謊。這一切都是謊言！」

此時，狀況忽然變得相當緊張，馬修斯的情緒也激動起來。

「馬修斯，我們不是在指控你，」科恩表示：「但是可不可以放過那些你說你沒有騷擾的輪椅病人呢？」

馬修斯的臉上浮現困惑的表情，科恩這句話似乎起了作用。「好吧。」馬修斯的情緒也平復了。

「馬修斯先生，耽誤你的時間了。」項總結：「蘭迪會負責帶你回房。」

馬修斯乖乖離去後，門一關上，所有人都鬆了一口氣。

正當大家準備起身離開之際，我脫口說：「對了，上週五院裡是不是有人逃跑？」我想了很久這個話題要怎麼開口，最後還是決定開門見山。

「你說什麼？」凱特．亨利一臉疑惑。

「我完全沒聽說有人逃跑。」科恩回答：「你是什麼意思？」

所有人似乎都嚇了一跳。

「沒這回事。」項說。

我心中浮現一股奇怪的感覺。「噢，不好意思，」我說：「我以為發生了什麼事。」

當天下午，外頭的大雨仍不斷下著，敲擊著辦公室的窗戶。我打開電腦開始收看電子郵件，結果收到一封醫院行政部門的信，主旨一旁的紅色驚嘆號特別顯眼。點開來後，裡頭寫著：「今晨已完成查房，病患全員到齊，請照此辦理。」

當天晚上，英格麗站在浴室的洗臉台前問我，逃跑的事情是否有新發展。

「肯定發生了什麼事。」我說：「我也不知道確切內容；不過行政那頭確認了，說病房沒少人。」

「所以沒人逃走嗎？」英格麗問。

「他們倒也沒這麼說，」我回答：「只說沒少人而已。」

「你不是看到有人翻過圍籬？」

「其實我沒有親眼看到，」我說：「但是警方推斷是有人翻牆逃跑。」

英格麗安靜了一會兒。「我們該怎麼辦？」她最後問我：「該怎麼跟約翰解釋呢？」

「我也不知道。」我說。

英格麗拿起梳子，再次轉向鏡子梳頭。「先說有人逃走，現在又說沒人逃走。你之前還被病患推去撞牆，病患三不五時愛打架鬧事。我的老天爺，你到底在什麼鬼地方工作啊？」她邊梳著頭邊問。英格麗鮮少使用如此強烈的語言。

「說實話我也不知道……」我看著鏡中的她說。

大雨未停，連開車上班都寸步難行。新聞不斷播送市區淹水的消息，畫面上只見小艇在水面上往來不停。每天能安全抵達蛾摩拉，我都深感慶幸；晚上能平安回到家，更是謝天謝地。

病房裡，通往庭院的門檻前已經堆滿沙包，外頭高達三吋的積水仍不斷上漲。正如項所說的，病房建築已經老舊，外頭的雨不斷下著，窗戶孔隙竟也滲入水氣。我辦公室的一面牆上，水痕沿著原本看不見的裂痕向外蔓延；走廊裡，鞋子因為地板上的溼氣發出刺耳的嘰嘎聲。整個院裡，陰霉四處綻放。

那股怪味再度出現，就在我和科恩的辦公室之間的那段走廊上，我經過時忍不住停下腳步。和韓考克、帕蘭琪一同路過的科恩也縮著身子說：「怎麼又來了……」

「這次味道特別濃……」韓考克發牢騷。

「有人檢查過天花板了嗎？」科恩問。

「檢查過好多次了。」韓考克說：「屋梁上、地下室，維修人員都查過了。之前還拆了牆，看裡頭有沒有鬼怪，結果什麼都沒有。我想他們只好就此作罷。」

「傳聞說……」帕蘭琪幽幽地說：「一百年前，有病患在此遭人殺害，屍體就被封藏在牆壁裡！」

「要是如此，維修人員早就發現啦！」我說。

「傳說嘛！」帕蘭琪回答。

韓考克慢慢走向窗前，看著外頭的雨。雨依舊下個不停，遠處的山丘與樹木卻清晰可見。

「很久以前，」韓考克開始講古：「蛾摩拉占地比今日還廣。從後頭那條河，一路延伸到那群山腳下，四面八方觸目所及，都在蛾摩拉的範圍內。

「當時這一帶還杳無人煙，整間醫院遺世獨立，自給自足，日常所需都靠病人勞動。當時的病人不只自己栽種作物，也伐木、挑水、織衣，醫護人員更長住於此，院內發生了什麼事，外頭長年不過問。」她忽然轉過頭來。「別管那堵牆了，誰知道這片土地究竟埋藏了什麼祕密！」

週末結束，雨還未停。為了避開淹水路段，我特別提早一個小時出門。到了醫院，只見好幾輛汽車四散在狹窄、未鋪柏油的支道上，一看才發現原來停車場淹了水，連安全檢查口也成了一座湖泊。所有人進出醫院，都得靠一塊木板與水泥塊搭建的臨時步道。放眼望去，院區一片水鄉澤國，吸引大批水禽棲息。

內陸突然形成大片水道，引來鄰近數哩之內的野鴨、野鵝與天鵝。我一手撐著傘，沿著零星的乾燥區塊跳著前進，回頭一看，只見白絲般的水鳥自四面八方優雅地翱翔而過。一路上，水波拍打著通往C病房的階梯，走廊上也泥濘不堪。一道淺淺的小溪自我的辦公室門前流過。

我看了一眼牆上不斷擴張的潮痕，然後坐下來收信。當天唯一的一封信寫著：「有關柯爾警官行為不當一事，茲傳喚證人史蒂芬·席格出席病患人權行政聽證會。」仔細一看，聽證會舉行時間正是當天中午十二點半。

第二十章

再多的藥丸
再強的藥效
再雜的配方
我還是無法成為他們想要的人。

——喬許．C．德威斯（Josh C. DeWees），〈藥物與瘋狂〉（Medicine and Madness）

無論是自願還是被迫進入精神病院的人，有某些權利還是受到法律保障。這樣的病權概念和病人受保護的權利項目，歷來透過相關法條、規範與法院判決系統，不斷發展演進。

確保病患權利受到妥善保護的責任，主要落在精神院所的最高長官身上，而院內每一位病患入院後，院方病人權利部門皆會指派一名病權促進人，負責處理病人相關申訴問題。任何人提出可能涉及侵害病權的案件，皆屬於他的權責範圍。

此外，如果病權促進人認為侵權情節達一定程度，即可召開病權聽證會，匡正錯誤。根據聽證結果，院內醫護人員可能受到處罰。

每名進到蛾摩拉的病人，都會領取一份長達二十七頁的《病患權利手冊》，內容詳載病人的所有權利。

每位病患的權利如下：

獲得尊嚴、隱私與人道照護的權利；接受治療與拒絕治療的權利；在「最小限制」情況下接受治療的權利；不受忽略與惡待，免於過度限制與不當隔離、施藥的權利；享受社交活動、娛樂、運動的權利；接受教育與實踐宗教自由的權利；免於一切基於種族、膚色、宗教、性別、國籍、門第、年齡、婚姻狀態、身心障礙情況、健康狀況與性向而受歧視之權利；取得金錢的權利；接待訪客的權利；擁有儲物空間、個人財產、電話通訊、私人書信、書寫用具，以及取得郵票的權利。

這次傳我出庭作證的聽證會，是因為艾力克斯．馬修斯指控，他在數月前C病房的大搜索中，遭到泰德．柯爾警官惡待。由於聽證會在行政大樓會議室舉行，我得橫跨整個院區，越過安全檢查口旁邊的木板橋，繞過好幾處積水。

行政大樓是蛾摩拉院區內晚近才出現的新建物，裡頭溫暖乾爽，鞋子也不會嘰嘎作響。一路上，我經過了病患銀行、會計部門、病歷處，還有法蘭西斯醫師的辦公室。最後，來到一處門前，碩大的木門上寫著一組號碼，我比對隨手抄下來的數字，確認無誤後便走了進去。

會議室裡，擺著一張晶亮的長桌，桌旁圍了一圈椅子，全是軟墊座椅。我在法蘭西斯對面選了一個位子坐下來。在法蘭西斯身旁坐著身著便服的莎林．拉森，而另一頭坐在桌首的則是一名面容和善的中年女子，她邊聽我自我介紹，邊點著頭。

她開口說道：「你好，我是普莉希拉．荷倫貝克，州政府病患權利處主任。」

「天氣這麼差，荷倫貝克女士特地從沙加緬度搭飛機過來。」法蘭西斯說。

「歡迎來到納帕州立醫院。」我說。

荷倫貝克還沒來得及回答，大門就打開了，原來是泰德．柯爾警官。他今天身穿深藍色西裝，繫著匹配的條紋領帶；西裝外套看上去合身了一點。在他一旁的是另一位同樣身著西裝、身材頗為高䠷的黑人男子。「我是馬文．利普斯康，加州醫院駐警協會代表。」話一說完，利普斯康便在桌子另一頭與柯爾並肩坐下來。他所屬的組織，也就是加州醫院駐警協會，正是加州醫院警察的工會。

一連串的自我介紹之後，大門再次（也是最後一次）開啟。首先走進來的是馬修斯，他把頭髮梳得整整齊齊，鬍子也刮得乾乾淨淨，身上穿著新燙好的藍色病人服。在馬修斯身後進門的是一名亞裔女性，她自我介紹：「我是羅萊娜．陳，馬修斯的病權促進人。」語畢，陳和馬修斯便在離我不遠處坐了下來。

「我們開始吧。」荷倫貝克先是宣讀馬修斯對柯爾提出的指控：「病患指控：七月執行院內搜索時，柯爾警官過度使用武力。」接著，荷倫貝克朗誦事發細節，包含當天突發的尖物搜索、馬斯修與柯爾的肢體衝突，以及馬修斯施打的緊急治療針劑。宣讀完畢後，聽證會由陳接手。馬修斯乖乖坐著，讓自己的病權促進人提供事發的日期與時間，並描述最終導致馬修斯接受緊急治療針劑的一系列事件。

「我們的爭論點並非主張那一針打得沒有必要，」陳表示：「而是在打針之前的一系列事件中，馬修斯受到柯爾警官過度嚴厲的對待。」

她將馬修斯的病歷自桌上拿起，翻到標記的段落，然後朗讀裡頭寫的筆記。「我聽到拳頭聲，還有家具毀損的聲音。」這段話是拉森寫的。「但是馬修斯當天並未抗拒接受藥物施打。」拉森現場補充。

「我認為柯爾警官的行為魯莽、欠缺周詳。」拉森在荷倫貝克的追問下解釋：「而且太過粗魯。當天暴力產生的聲音，大家都聽到了，連家具都被砸壞。馬修斯很可能因此受到重傷。」

柯爾在位子上不安地動了動，同時搖著頭。我朝拉森看去，她只盯著荷倫貝克看。

接著，柯爾在利普斯康的引導下為自己辯駁。「馬修斯向來是棘手的個案。」柯爾表示：「每次我到C病房去，都是為了緊急事件。當天我到C病房是要緊急搜索馬修斯的房間，但他老大不願意配合，要是我沒有果斷地介入，其他病患或醫院人員恐怕都會受傷。」

荷倫貝克接著要我表示意見。

我知道柯爾那天的行為確實過當，所以瞭解拉森為什麼要舉報他。但在此同時，C病房的病患難搞又危險，而且講白了，暫且不論其他，每次看到柯爾在C病房出現，我都不禁感到安心。

「基於馬修斯歷來反覆出現暴力及危險行為，我認為當天搜索的過程中，柯爾警官的行為符合恰當準則。」話一說完，我向椅背一靠，心裡同時把馬修斯加進往後必須小心提防的病患名單。

接著是馬修斯的說明時間——「我什麼都沒做，他就攻擊我。」說明完畢，各方代表輪流總結意見，接著由荷倫貝克感謝所有人的參與。

「柯爾警官、馬修斯先生，本次聽證會結果將另行通知二位。」荷倫貝克接著轉向眾人。「麻煩各位記住，聽證會裡的一切陳述，不得外傳。」

晚餐時，英格麗告訴我有好消息，原來是房仲來電告知找到一間不錯的房子。英格麗表示：「親愛的，你上次說你打定主意要留在蛾摩拉，你現在還是這麼想嗎？」話一說完，英格麗和約翰雙雙看著我。「不管你是去是留，我都可以理解。」英格麗最後說。

「爸，你的工作很危險，」約翰說：「房子我們可以之後再找，或是搬到其他地方。」

我開始思考，才十四歲的約翰是否因為我在蛾摩拉的工作，變得太過成熟。

「如果搬家的話，」我說：「你又得轉學啦！」

「真的要轉的話，很多學校可以轉啊。」約翰回道。

「而且妳的工作也在這裡。」我轉頭對英格麗說。

「我的工作，我們可以等等再談。」英格麗表示：「現在我們談的是你的工作。」

不知怎麼，我忽然間說不出話來。我想對家人說：「你們說得沒錯，我的工作很可怕，可能哪天還會因此喪命，所以不好意思，先不考慮在這裡買房子了。」當然，我沒這麼說，可是我也說不出：「沒問題，我沒事，房子買下來吧！」我就這麼坐著，什麼話也說不出口。這時，家裡養的兩隻狗走了進來。

「穆德，你覺得呢？史卡利，妳說呢？」這兩隻狗則是以狐疑的眼光看著我。

直到今天以前，買房的決定還只是假設性的討論，因為房子一直沒有定數。現在，我知道這個家庭的未來維繫在我的工作上，我卻無法好好思考，而且我對蛾摩拉的想法似乎每天都在變，有時想留下來，有時又想一走了之。

約翰說得沒錯，蛾摩拉並不安全，裡頭常有人受傷，而且是受重傷。此外，從我加入C病房到現在為止，也累積了不少有理由傷害我的病人，更別提他們如果要傷害我，我恐怕防不勝防。

另一方面，病房裡還有卡勒瑟斯、電台主播，以及聖誕節送我各種禮物的病人。而且，我要怎麼向病房裡的醫護人員交代呢？更準確地說，我要怎麼對自己交代？這個問題，我實在沒有答案。

「那棟房子大概長什麼樣子？」我最後說。

「你……確定？」英格麗問道。

「我不確定，但還是講給我聽吧。」

那個週末我們就去看了房子，不到兩個禮拜，我們便向賣家開出最後價格。

當天晚上，我在約翰的房門前停下來。當時時間已經不早了，我也感到疲累。約翰在書桌前忙著，沒看見我。

某年聖誕節，英格麗的父母送了約翰一整組《星際大戰》人物模型，此後一直擺在書架上。此時此刻，我仔細一看，才發現模型被約翰擺在桌子靠窗戶的一端，形成神龕式的半圓陣勢，圍著中間小小的塑膠營火。營火上頭，放著的正是一九五九年山迪．考法克斯的棒球卡。星際大戰裡的主要人物，包含尤達大師、萊雅公主、天行者路克、黑武士和歐比王等人，全站在內圈，外圈則圍著好幾位絕地武士。陣形裡，所有人都面向窗外，手上握著光劍，靜靜看著外頭的雨夜。

「這是什麼陣勢啊？」我問約翰。

約翰回過頭來，見我指著桌上的營火。「這是保護陣，可以防止邪惡入侵。」

「怎麼了，你需要保護嗎？」我問。

「不是我，是你。」約翰回道。

第二十一章

你們就算判了烤三明治殺人罪，也不會有人提出質疑。

——查爾斯．曼森

兩週後，雨勢終於停歇，然而先前淹水實在太過嚴重，即使到了禮拜五，路上還是處處積水，車子一經過就會濺出公雞尾巴般的水花。一路上，許多車子被困在路邊的泥濘之中，得出動拖吊車協助。至於我們家附近，竟有一家子野鴨就在馬路分隔島上築起巢來。

還好醫院裡不再溼氣一片。一整個禮拜下來，走廊的大型電扇以飛機引擎般的強烈氣流將室內吹乾，而水漬與霉斑，則是在毛巾、拖把及抗菌芳香噴霧的攻勢下雙雙褪去。至於安全檢查口一旁，臨時搭建的木板橋也已經拆除。

週五的時候，就連走廊上的怪味也退散了一點，不過我在辦公室外遇見科恩時，他還是皺了皺鼻子。我們兩人朝C病房走去，等他先進門，我再回頭把門鎖好。半路上我轉往護理站，這時麥考伊冒出來，與我擦肩而過。我再往前走幾步，聽到門鎖再度開啟的聲音。回頭一看，此時麥考伊已經如衛兵一般在門前站崗了。

門一開，果然是卡爾斯泰，可是麥考伊今天竟然伸手碰了卡爾斯泰的手臂，絕對大大越界。自從上次在晨會上和麥考伊對質之後，我們沒有再說過話。我想他肯定還在生氣，不過我決定上前制止。我們就這麼僵持了一會兒。他直視著我，沒打算退讓。

「麥考伊先生，」項的聲音自後方傳來。「我們之前不是講好了？」

「是的，項先生……」麥考伊邊說邊不情願地退到一旁，然後走回寢室。

晨會結束後，我在離開會議室前，快速地跟科恩描述稍早發生的事。卡爾斯泰這時還在位置上與拉森交談。

「可以耽誤妳幾分鐘嗎？」等她們的對話告一段落，我對卡爾斯泰說。

「當然！」卡爾斯泰回應。

「我和科恩想找妳一起吃中餐。」我邀約：「妳知道那台賣墨西哥捲餅的餐車嗎？今天天氣不錯，我們帶件外套，一起到外頭野餐吧。」

「我做錯事了嗎？」

「沒有，我們只是想聊聊而已啦。」科恩說：「多認識認識彼此。」

時間很快來到十二點半，我們三人按計畫一起走到院區外頭，等著買墨西哥捲餅。排隊時，我們前面的隊伍中就有五人是蛾摩拉的護理師。這輛停在人行道旁的餐車，賣的墨西哥菜是當地最好吃的。

「好香啊！」終於拿到食物的時候，卡爾斯泰讚嘆：「這輛車一直都停在這裡嗎？」

「每天都來賣呢！」科恩說。

「要是更早知道有這台餐車就糟了，一定天天來報到！」卡爾斯泰笑著說。

回醫院的路上，我們越過大片草地，來到我和科恩常坐的那張野餐桌。頭頂上，橡樹枝葉四展，坐在籬笆外的我們，準備大快朵頤。不過沒多久，遠處忽然傳來警報聲，讓卡爾斯泰皺緊眉頭。

「真不知道會不會有習慣這聲音的一天！」她嘆口氣，放下手中的食物。

「我也不知道，我自己就還沒習慣。」我說。

我們將紙袋打開，拿出捲餅，咬了幾口。一直等到警鈴聲停歇，卡爾斯泰整個人才放鬆下來。警鈴停止後，我也覺得自在許多。

「艾蜜莉，妳之後打算繼續留在這裡工作嗎？」科恩問卡爾斯泰。

「應該會吧，家裡很需要這份薪水……」卡爾斯泰說。

「妳和妳先生嗎？」科恩追問。

「我單身，」卡爾斯泰表示：「我的意思是原本不是，只是阿富汗甘達哈路邊的一顆炸彈……」

「對不起，我不該問的！」科恩說：「請原諒我。」

「都是五年前的事了。」卡爾斯泰回憶：「剛開始，有好長一段時間，我實在不知道一個人走不走得下去。」她深吸了一口氣。「要不是我兒子，還有我後來決定回學校念書，我實在不知道會發生什麼事。」

「小朋友幾歲了？」我問道。談到兒子，卡爾斯泰心情似乎好了起來。

「六歲。」她說：「格雷格在阿富汗出事的時候，他才一歲呢。你們呢？有小孩嗎？」卡爾斯泰看著我們。

我開始聊起約翰，還有英格麗。

「你呢，科恩醫師，結婚了嗎？」卡爾斯泰問。

「我女朋友是律師。」科恩接著說：「她現在還在觀望，但我已經在準備提出我的『結辯』了。」

「祝你好運囉！」卡爾斯泰說。

「艾蜜莉，妳對未來有什麼規畫？」科恩接著問。

「我只想給傑若米一個安全長大、值得信任的環境。」她說：「我不希望他再次面對離別。」

我們三人吃完捲餅，把包裝紙摺好，放回紙袋中。「我們得好好談談麥考伊的事。」我說。

「有人警告過我了。」卡爾斯泰防衛地說道。

「我們知道。」科恩接著說：「但我們還是想和妳聊聊。」

卡爾斯泰聽科恩這麼一說，坐直了身子。「好，就聊吧！」她說。

「妳對麥考伊瞭解多少？」科恩問。

「我知道他犯過罪。」卡爾斯泰說。

「麥考伊身上背著三條人命，很可能得再加一條——前陣子，他用椅子把C病房的病人威金斯打成重傷，腦漿都流出來了，麥考伊竟然還笑得出來。」

卡爾斯泰望向地平線，接著將視線轉回我和科恩身上。淚水在她眼眶打轉。

「你們知道嗎，我之所以讓麥考伊陪我從病房大門走到護理站，其實是為了不要讓其他人來騷擾我。」卡爾斯泰說：「你們注意到了嗎？只要麥考伊一出現，走廊上便空無一人，這對我來說有多重要，你們知道嗎？我不笨，我知道麥考伊很可惡，手上還染了不少鮮血，但這樣的風險我願意承擔。」卡爾斯泰將頭髮往後一撥，繼續說：「蛾摩拉根本是座叢林，病患的病歷我不是沒讀過，許多人之所以被關到這裡來，就是因為對女性犯下暴力罪行。你們難道以為我沒看到他們看我的眼神？我原先不曉得蛾摩拉裡頭是什麼樣子，但現在我知道了。所以我更知道在蛾摩拉裡，只有一件事情最重要，那就是安全，除了安全，其他都無所謂了。你們真的以為自己知道女性在蛾摩拉工作是什麼感受嗎？問問其他女護理師吧，先聽聽她們怎麼說！」

卡爾斯泰微微向前傾，繼續憤怒地說道：「女護理師口頭上不提病房裡的暴力問題，不代表病房裡就沒有暴力問題，她們只是怕丟了工作。事實上，她們聊天的內容我都聽得見，這份工作要是沒了，怎麼還房貸？怎麼繳房租？所以，她們和我一樣，做了必要的犧牲，也正因為如此，她們願意冒著被攻擊的風險到蛾摩拉工作。事實上，在蛾摩拉工作的人，誰沒有做出必要的犧牲？我想你們兩個一定也不例外。」

卡爾斯泰深吸一口氣。「所以，這就是為什麼我每天早上都讓麥考伊護送我。不然呢？你們要傑若米再失去一位親人嗎？」卡爾斯泰的聲音背後，滿滿的情緒溢於言表。她最後嘆了一口氣，說道：「我的安全，你們保護得了嗎？」

卡爾斯泰話一說完，隨手收拾自己的紙袋，便起身離去。

時序進入二月，白天依然短暫。早上前往蛾摩拉的車程，路上、樹梢依然結滿了霜。

禮拜五是屆退的韓考克最後一天上班。我和科恩站在走廊的一扇窗前，看見一大群人往C病房走來，陣仗好比感恩節的梅西百貨大遊行。我從未在院區看過這麼多人——由護理師、技術員、社工、復健師、醫師、修繕人員、行政人員、駐院警組成的隊伍，每個人手上都拿著食物或汽水，朝我們走來。

我們將病房大門打開，眾人便在大廳的大桌上擺滿食物與茶水。大家逐漸到齊，桌上的食物也慢慢增加。由於蛾摩拉工作人員的文化組成相當多元，桌上的菜色不乏異國佳餚。韓考克先是謙虛地說了幾句話，接著分享幾則她在蛾摩拉三十載所經歷的動人故事。聽著聽著，不少人都溼了眼眶。

「真的很高興有各位這樣的朋友，也很謝謝各位多年來的照顧與支持。」韓考克最後說。「願上帝賜福在圍籬裡工作的每一個人。」在眾人的掌聲中，韓考克緩緩坐下。

接下來，不少人親自向韓考克致意。我找了她落單的空檔，走上前問她：「準備好到海灘看書曬太陽，享受退休生活了嗎？」

「我幾個女兒都大學畢業了。」韓考克說：「等我肩膀好了，我和老公想要一點兩人時光。我們打算在菲律賓南部的桑波昂加（Zamboanga）成立教會學校。」

「那裡不是有穆斯林武裝叛亂嗎？」我說：「搞不好比蛾摩拉還危險呢！」

「就是危險，才需要我這種人啊！」

「妳太了不起了。」我不禁讚嘆：「不過妳知道嗎？我想這裡再也不會有人像妳這麼關心病患了。」

「哪裡的話，你們每個人都和我一樣關心病患。」韓考克說：「你們只是不承認而已！」

韓考克這席話讓我駐足思考。事實上，我想了好一會兒。

當天晚上回到家，等約翰上床後，我打破我一向的原則，主動和英格麗聊起了工作。

「你今天還好嗎？」英格麗問我。我們分據沙發兩端。

「一位不可多得的護理師今天退休了。」我回道：「她叫維吉妮亞・韓考克，我應該和妳提過她。」

「就是曾經說在蛾摩拉照顧病患好比耶穌一般的工作那位？」

「沒錯。」

「為什麼她不可多得呢？」英格麗問。接下來一個小時，我們談了許多，上一次談得如此深入，已經是數月前的事了。沒多久，我提到每天要在走廊上和病患摩肩接踵，實在令人不安，殊不知這段話不小心打中英格麗的敏感神經。

「我總覺得，」英格麗說：「蛾摩拉根本在概念上就有問題。如果你說它是醫院、裡頭住的都是病患，那為什麼戒備如此森嚴？那如果你說它是監獄，哪有監獄辦壘球比賽的道理？壘球不提，蛾摩拉還讓獄卒參加跑步社團，甚至設置專屬的開放空間！」英格麗繼續說：「徒步前往餐廳吃午餐當然沒什麼大不了，但怎麼會把病人和醫護人員混在一起呢？怎麼會要你們和殺人魔並肩而行？」

接著，英格麗再次問了所有人對蛾摩拉最常提出的疑問：「請再跟我解釋一次，你們院裡，到・底・為・什・麼・沒・有・守・衛？」

第二十二章

自我襁褓時代起，始終看顧我的天使有三——疾病、瘋狂與死亡；從此，它們伴隨我的一生。

——艾德華．孟克（Edward Munch）

接下來這陣子，我的工作和生活似乎進入一種奇怪的狀態，只要一頭得意，另一頭必定失意。週三傍晚，英格麗傳簡訊報喜，告訴我房屋賣家接受我們的出價。沒多久，病房警鈴就響了。我馬上跑到科恩前頭，一把打開C病房大門，跟著一群人來到護理站。

「我老早就警告過你了！」項吼道，並踹了戈梅茲一腳。此時，戈梅茲躺在地上，被一群醫護人員壓制住。科恩見狀上前制止項，但也差一點拉不住。

「看我捅死你這混帳！」塞凡提斯高聲怒道，耳際的抹布不停搖擺。此刻的塞凡提斯，被另外三名護理師壓制在走廊牆上。正當四人扭打成一團，一小支削尖的眼鏡架掉到了地上，發出清脆的金屬聲響。

走廊上十步外的地方，另一群人不停地安撫用中文放聲嘶吼的洪。B病房的人在洪的周邊形成人牆，負責把其他跑過來的病患趕走。至於我，則加入科恩的行列，試圖讓項冷靜下來。

「項，冷靜一點。」我說。

項的雙眼睜得老大，嘴裡不斷念著越南文。眼看項再次朝戈梅茲衝去，科恩立刻抓住他，用力將他往後一拉，沒想到過程中，科恩的手肘不小心撞上我的臉，把我撞倒。

躺在地上的我，可以看見病房大門被人打開，一群院警魚貫而入，進到走廊上來。

護理站裡，我正在冰敷臉上的撞傷。「真是抱歉……」看來相當沮喪的科恩揪著一張臉對我說。我將冰袋移開，走到水槽前照了照鏡子，只見右眼周邊已經瘀成一圈青紫。

「這也是沒辦法的事，別放心上。」我說。接下來，我和科恩兩人便去找警方談話。

哈里森代理隊長負責替大家做筆錄。「戈梅茲攻擊洪，」帕蘭琪說道：「就在走廊正中央。光天化日之下，戈梅茲從後頭抓住洪，一把脫了他的褲子。」

「這一脫，洪馬上尖聲大叫。」帕蘭琪繼續描述事發經過：「塞凡提斯一聽到洪的叫聲，立刻跑過來查看，接著就和戈梅茲打成一團。」

「警鈴是我按的。」莫娜蓬表示，協助將剩下的故事拼湊完成。

「洪還好嗎？」哈里森最後問道。

「已經送往郡立醫院的急診室，確認是否遭到性侵。」帕蘭琪回道。

「如果檢查出身體遭到外物插入，」凱特．亨利表示：「我們便會對戈梅茲提起告訴。」

當時我已經知道，在蛾摩拉這個地方，就算基於犯罪提起告訴，最後也很有可能不了了之。事情之所以如此，並不難理解：在蛾摩拉犯下攻擊罪行的病人，當初會來到蛾摩拉，基本上就是因為被法院認定「無行為能力」。這麼一來，即便病人今天再次被告，頂多就是被法院再次判定無行為能力，被送回蛾摩拉接受進一步治療。常常，病患最後又回到同樣的病房，甚至睡在同一張床上。當初麥考伊攻擊威金斯，事情便是如此發展。同樣的案例，蛾摩拉每年不曉得上演過幾千次。說穿了，在圍籬之內，病患要攻擊誰就攻擊誰。

「項還好嗎？」哈里森問。

「他先回家了，」科恩說：「我從沒看過一個人氣成這樣。」

哈里森看著我。「醫生，你還好嗎？」

「不過就是吃了心理師的一記拐子，還挺得住。」我說。

「還是找個醫生看看吧。」凱特．亨利說。

「會的。」

結果，幫我檢查傷勢的醫師是英格麗。「天啊，這會兒又發生什麼事了？」我一進家門，她就發現我臉上的瘀青。我只好老老實實娓娓道來。

「沒什麼，就只是吃了科恩一記拐子而已，不過是場意外。」我說。

「你的意思是說，你被你病房裡的心理師肘擊？究竟發生了什麼事？」英格麗不死心。

「晚餐時再說好了。」我擠出大大的微笑。「我們先聊房子的事！」

「爸，你現在看起來好像洛基啊！」約翰走出房門，看著我。「你還好嗎？」

「沒事啦，真的。吃飯吧！」我說。

席間，我們都在聊新房子的事。「對方接受我們的出價了，」英格麗說：「而且沒有回價，所以說我們禮拜五就可以簽約了。我想我們就週五下午五點半在產權公司碰面，可以嗎？」

「沒問題，我好期待！約翰，你想把寢室布置成什麼樣子？」我問他。接下來整頓晚餐，我們三人的對話都如此正向樂觀。

吃完晚餐回房休息前，英格麗仔細幫我檢查眼睛的傷勢。「盯著我的手看。」她邊說邊移動手指。接著，她小心翼翼地檢查了我的眼眶骨，確認我沒有出現像盧耶拉之前被馬修斯攻擊留下的傷勢。確認沒事後，英格麗又仔細檢查角膜後方的積血。「看起來應該沒問題。」英格麗最後說道。

先是縫了好幾針，現在眼眶又多了一記瘀青。當天晚上，我們似乎都不知道說什麼才好。爬上床的時候，我再次強調：「我這次真的是被科恩不小心打到的。」

「男孩子嘛，打來打去很正常。」英格麗回應。

禮拜五，為了和英格麗在產權公司碰面，我提早下班。早上出門時，英格麗幫我在眼睛周圍打的粉底，現在已經脫落得差不多了。碰面後，英格麗看我這副德性，立刻從皮包裡拿出粉底液，迅速幫我補妝，然後才走進產權公司。一進去，英格麗先是向房仲業務和第三方託管官解釋我不小心撞到門。大家一聽，也不疑有他。我們一連簽妥好幾份文件，正式完成購屋手續——這對我們來說，確實是非常值得雀躍的一刻，因為我們終於再度重返有屋階級。只見英格麗整個人閃閃發亮，我則是覺得有些頭重腳輕。

前陣子的我們，可說是深陷房貸漩渦，直到最近才成功脫逃。從今天起，要避免重蹈覆轍，我不能沒有工作。問題在於目前看來，蛾摩拉是我唯一的就業機會——我試著暫時不去想這件事。

離開產權公司，我和英格麗站在路旁聊了起來。「我本來還想你可能沒辦法這麼早下班。」她輕輕碰了我的黑眼圈。「你確定傷勢真的不嚴重嗎？我幫你掛個號好了。」

「我剛才走路的確有點不穩，」我說：「但很快就恢復正常，現在覺得沒什麼大礙。」話一說完，我試圖將英格麗擁入懷裡。「屋主太太！可喜可賀！也該是時候了！」

英格麗還是與我保持一臂之隔，說：「我很開心。」

禮拜一，項沒來上班，一整個禮拜都不見他的蹤影。不過眾人相當遵守蛾摩拉的習慣，只以間接的方式討論項究竟去了哪裡，討論完，便繼續工作。由於項不在，晨會暫時就由凱特・亨利主持。過了一個禮拜，凱特・亨利在晨會上向大家介紹病房新來的一位護士。此時此刻，項還是無消無息。

當天，也就是三月第一週的第一場晨會，凱特・亨利向眾人介紹：「這位是寶妮斯・霍普金斯。項歸隊前，她將暫代他的職務。」

「寶妮斯，請問妳之前在州立醫院服務過嗎？」帕蘭琪問。

「沒有呢。」霍普金斯說：「我之前都在私人精神科門診。待了三十年左右，病患主要是兒童。」

「那妳是怎麼聽說我們這裡的？」莫娜蓬追問。

「派遣仲介介紹我來的。」霍普金斯說：「我退休後實在太無聊，便透過仲介公司找兼差。」

「我告訴妳，這個地方絕對不會讓妳覺得無聊。」科恩說道。

「希望不會囉！」霍普金斯回答。她是白人，年紀稍長，有著令人愉快的笑容。

接下來是一連串的自我介紹。

「老天，你的眼睛是怎麼回事？」輪到我自我介紹時，霍普金斯突然驚呼。原本紫色的瘀血今天已經轉成青綠色。

「科恩醫師不小心打到我了。」我說：「純屬意外囉。」

「原來如此。」霍普金斯聽我這麼一說，迅速打量了科恩一番。

沒來幾天，霍普金斯顯然已經無法招架。等兩個禮拜一過，狀況幾乎無法控制。

「項那邊還是沒有消息嗎？」三月中某次晨會後，我忍不住問。一如往常，霍普金斯在討論到最後一名病患前，就已經先行返回護理站。

「還是沒有消息。」凱特．亨利表示。在蛾摩拉，員工要是請了假，就像斷了線的風箏，很難取得相關資訊。

在場其他醫護人員也紛紛搖頭，表示沒聽到消息。接著，眾人討論起眼前真正的問題。

「寶妮斯人很好，」科恩評估：「但實在不適合這裡。每次有警報響起，她都不敢過來幫忙。」

「而且她也不敢和病人說話。」帕蘭琪接著說：「我每次看到她，她都躲在護理站裡。柏恩斯昨天亂敲護理站的玻璃窗戶時，我發現她躲在藥物室裡偷哭。」

果然，接下來的一個禮拜，霍普金斯受不了了。

禮拜二的晨會上，霍普金斯看起來異常冷靜，而且沒有事先離開。「如果有任何需要，請隨時跟我說！」晨會結束時，她對站起來的我說道。

「沒問題，謝謝妳！」我回答她。

走廊上，凱特．亨利把我攔了下來。「霍普金斯好像開始適應環境了呢。也許她現在比較不害怕了！」

接下來兩天，霍普金斯持續保持異常良好的狀態，到了禮拜四，她整個人看上去甚至還有些開心。「祝大家有愉快的一天。」晨會結束時，她對所有人說。

當天下午，警鈴就響了。我從辦公室跑出來，看到樓上B病房的人員已經衝下樓，所有人正準備衝進C病房。

C病房內，只見奧特加躺在離護理站不遠處的地上，輪椅翻倒在牆邊。高高站在他兩旁的是卡勒瑟斯（奧特加的室友）和馬修斯。兩人此時面對面，正蓄勢待發。只見馬修斯不斷手舞足蹈，嘲弄著卡勒瑟斯；卡勒瑟斯則是穩穩地站著，伺機而動。此時，兩名勇敢的護理師急忙衝到兩人之間，架住奧特加的腋下，把他拖行至安全處。

「生病的老人，你也要賞他巴掌？」卡勒瑟斯邊說，邊朝右移動。「和坐輪椅的過不去，算什麼東西？你要是想惹事，有種就衝著我來！」卡勒瑟斯的身材比馬修斯要高大許多。

「去你媽的。」馬修斯說：「想揍我？儘管來吧！」馬修斯以雙拳搥胸，同時朝左移動。

其他醫護人員和我圍成一個圓圈，準備隨時介入。

正當馬修斯和卡勒瑟斯兩人彼此叫囂挑釁之際，我瞥見護理站裡，霍普金斯似乎在皮包裡翻找著什麼。她先是拿出一罐褐色的處方小藥罐，扭開瓶蓋，然後若無其事地吞了兩粒藥丸，再彎下身從護理站的水龍頭喝了一口水。藥一吞下肚，只見她拉了拉身上的連身袍，搖搖擺擺地走出護理站。

霍普金斯接著用力推開護理站大門，大步走向事發現場。抵達後，她雙腳一跨，就這麼直挺挺地站在馬修斯面前。「給我住手！我受夠你的愚蠢了！聽見了嗎？」她搖著食指說道。

「妳他媽的給我滾開！」馬修斯回敬，試著將霍普金斯推開，卻被霍普金斯一把推了回去。

「這一切現在就必須停止！」霍普金斯吼道：「你們再也嚇唬不了我了，聽見了嗎！」霍普金斯的臉忽然脹成了紅色，身體跟著顫抖起來。「我在問你，你聽見了嗎？」此時，後方病房大門忽然開啟，一群院警衝了進來。

馬修斯先是瞄了一眼逼近的警力，一切戛然而止。「是的，我聽見了……」語畢，馬修斯退了下來。

「很好！」霍普金斯勝利地哼一口氣，轉過身，搖搖擺擺地走開。蘭迪見狀，趕緊一把扶住霍普金斯的手肘。

「寶妮斯，妳之後不用再如此擔心受怕了。」蘭迪安慰她，帶著她往病房出口走去。「我說話算話……」

馬修斯退下後，卡勒瑟斯將奧特加抱回輪椅上。奧特加先是拍拍雙手雙腳，再摸摸自己的臉，用西班牙語說：「太好了，感謝老天。」

此時，馬修斯開口對卡勒瑟斯說：「老兄，不好意思，剛才失禮了。我們沒事吧？」

卡勒瑟斯點點頭，回答：「沒事。」

蘭迪和霍普金斯兩人在病房大門前停下來。「妳再也不用回來了。」蘭迪對她說，同時將門鎖打開。

「感謝老天啊。」霍普金斯嘆道，接著整個人癱在蘭迪的肩膀上。

第二十三章

雨水滴滴

血水

金屬咚一聲，刀鋒落下。

——〈心之影的故事〉（The Tale of Shadow DeHart），出自「幸福輓歌」（A Blissful Dirge）

週末後的禮拜一，項就回來了。科恩和我一早走進病房，只見項從護理站走出來，對我們說：「晨會即將開始，你們快遲到了。」話一說完，項指指我的黑眼圈問：「好點了嗎？」

「好點了。」我回答。

我們跟在項後頭，和其他醫護人員在會議室坐定位，所有人臉上都帶著笑容。凱特．亨利則是聳了聳肩。

「布德羅昨晚睡得不錯。」項打開手中的黑色卷宗，開始討論每一位病人，一個也沒有漏掉。

一如往常，在座人員針對每位病患補充意見，我則是隨手在一只信封背面寫下今日的待辦事項。

「項，歡迎回來。」晨會開完時我跟項說，其他人聽了也跟著附和。

「謝謝。」項回應，同時拿起桌上的黑色卷宗。「很開心可以歸隊。」說完就走出了會議室。

「有人知道發生了什麼事嗎？」我問凱特・亨利。

「我來的時候，項已經到了。」她回道。

「感謝老天，他終於回來了。」科恩表示。

「真的！」好幾個人附和。眾人接著離開了會議室。

「你們兩個先別急著走。」帕蘭琪指著我和科恩說：「春天來了，你們知道這代表什麼嗎？」

「難道病人要繞著五月柱圍成一圈跳舞？」科恩說，我們倆坐了下來。

「不是五月柱，是三月瘋（March Madness，譯按：美國大學籃球錦標賽的別稱）！春天是院裡的籃球季，我們這隊還有樓上B病房都需要教練，大家覺得你們兩個很適合。」

科恩一聽帕蘭琪這麼說，心裡立刻盤算起來。「那我負責樓上B病房，麥克・莫根那傢伙也許狡猾得不得了，但打球應該沒問題，我們到時候一定能把你們樓下這些人打得落花流水。」

「聽起來有趣極了！」我笑著說。

「下禮拜開始，每週二、四下午體育館都開放練習。」帕蘭琪宣布：「總共四隊，最後一場是冠軍賽。」

「那我訂禮拜四。」科恩搶先決定。

「禮拜二我ＯＫ。」我說。

「第一場比賽下週五舉行，」帕蘭琪補充：「到時候就由你們兩隊上場。」

「我們贏定了！」科恩驕傲地表示。

「你想得美！」我雖然這麼回敬科恩，但心裡知道科恩沒錯，我們Ｃ病房還真找不到適合的人上場。

離開病房時，科恩和我在走廊盡頭碰巧遇見項，他正在聽兩名病患說話。

「接下來我們應該有好一陣子不會見面了。」我們走到各自的辦公室門口時，我對科恩說。

「打算放假嗎？」科恩說。

「我們買了新房子，」我答道：「下禮拜要搬家。」

「搬家這事還真的一點也不麻煩哪！」科恩打趣說道。

「總好過待在這裡。」我說。

「又是面對現實的時候了。」一個禮拜後的週二早上，我出門上班時，不禁對英格麗與約翰哀嘆。如同我先前對科恩說的，我們一家三口花了一整個禮拜搬家，我趁機放了幾天假，暫時不用管Ｃ病房的事。

「小心點。」英格麗叮嚀，給我一個擁抱，送我出門。

搬家後，每天上班得多開十分鐘的路程，但我一點也不在意。我看著朝陽自遠端升起，聽著國家公共廣播電台的新聞。

晨會結束，我從襯衫口袋拿出一張黃色筆記本撕下的紙，快速寫下幾個名字。科恩在我的肩後偷看我在寫些什麼，接著問：「在湊隊啊？」

「是啊，你看這陣容如何？」我將手中的名單給他看。

「我看冠軍我是贏定了。」科恩表示：「你現在還在湊隊，我們早就在練習了。」

護理站內，我透過廣播系統，一一念出名單上的七個名字，請被點到名的人在護理站門口集合。三分鐘後，佛洛伊德．崔勒、維農．張伯斯、卡勒瑟斯、電台主播、里昂．史密斯、尚恩．卡佛和布德羅七人，一臉狐疑地在門口站成一排。

「接下來我要宣布的事，我想你們會喜歡。」我走出護理站大門，手上拿著隊員名單。

「各位聽眾，路況報導後，緊接著為您播出『今夜棒球』！」電台主播忽然迸出一串話。

「可別又是棒球！」卡佛抱怨。

「先告訴我們午餐好了沒吧？」崔勒問道。

「各位，先安靜一會兒，讓醫師說話吧！」卡勒瑟斯出面控制場面。「醫生，找我們來有什麼事嗎？」

我高舉手中的名單宣布：「醫院的籃球季到了。我們病房也要組一隊，各位呢，就是我的人選。大家覺得如何？」

眼前七個人環視一周，張伯斯率先表示：「我看你是瘋了吧！」

此時，莫娜蓬走近說：「我們要出戰B病房，可不能輸給他們！」

聽莫娜蓬這麼一說，七名男子紛紛嘀咕起來。

莫娜蓬見狀，繼續說：「這表示你們每週都會有幾小時的時間，可以不用待在病房喔！」聽莫娜蓬這麼一說，所有人立馬點頭答應。只有布德羅有點老大不願意。「你要加入嗎？」我問他。

「應該吧。」布德羅回答。此時，我的腦中閃過我和他初次見面的情況。

「我籃球打得嚇嚇叫！」電台主播忽然表示，每個人聞聲，都轉過身來看他。「雙截棍、長棍也厲害得不得了。我也是超級電腦駭客！」

大家都懷疑自己到底聽到了什麼。

「麥可，太好了！」莫娜蓬最後說：「有你加入，隊上陣容增色不少呢！」

「女生就是喜歡厲害的男生！」電台主播繼續自誇。

「沒錯，」莫娜蓬說：「女孩子確實是如此……」

當天中午，我和科恩一同用餐。「電台主播今天早上不報新聞了。」我說。

「怎麼，你開的藥終於起作用啦？」科恩問。

「我也不知道發生了什麼事，但他忽然間變成《拿破崙炸藥》的男主角[1]了。」

當天下午，C病房的籃球隊就在球場上集合，不過等到所有人開始運球射籃，我發現我原本心中抱持的希望，可是誤會大了：崔勒先運了三下球，再帥氣出手，球卻從背板上方兩呎高處飛過；史密斯稍微好一點，年紀雖大，年輕時顯然擅長運動，只見他站在罰球線上用雙手投籃，可惜擦網沒進。

「不錯，是個好的開始！」我把球回傳給張伯斯，鼓勵大家。張伯斯身材很高，應該相當適合搶籃板。他果然在練習過程中搶下不少籃板球，回傳給隊友。至於卡勒瑟斯的球技，還沒全忘光，控球控得相當不錯。「卡勒瑟斯，你就當控球後衛吧！」我如此宣布。控球後衛可說是隊上的領頭角色，負責將球運進場，再安排給隊友進攻。這麼看上去，C病房的隊伍總算是成形了。

我之所以把電台主播找來，主要是著眼他年輕力盛，每天看他這麼跳來晃去的，體力肯定相當不錯，可是沒想到我把球傳給他時，他卻把球高高舉起來，問道：「你敢不敢賭，我一定可以把美式足球丟到那些山頭後面？」話一說完，電台主播就將手中的籃球用力砸向邊牆，開始在場上四處亂跑。

「好球！」我無奈地喊道。把球撿回來後，便傳給布德羅。

接下來的發展簡直出乎我的意料。布德羅接到了球，先是將球放在指尖上轉起來，然後輕輕一拋，用雙手接住，只見他身子一蹲，雙手一舉，球便在空中畫出一道完美弧線，空心進網，同時發出空心球特有的「唰」聲！我回神一看，才發現這是一記二十五呎的長投。

我再次把球傳給布德羅，只見他向後一步，再次遠距離跳投成功。在場所有人見狀，全都向布德羅投以敬畏的眼神，只有電台主播一人在對場籃網下來回亂跑，嘴裡重複《拿破崙炸藥》男

1 譯註：電影《拿破崙炸藥》（*Napoleon Dynamite*）中男主角著名台詞為：「女生只喜歡厲害的男生，像是很會耍雙截棍、很會射箭打獵、很會駭電腦的男生……」

主角的台詞：「我抓了條美味的鱸魚給你吃！我抓了條美味的鱸魚給你吃！」

「你以前應該打過球吧？」我將球再次傳給布德羅。

「打過一陣子。」他回道。沒想到話才說完，他立即起步，接到球後在籃下轉了一圈，左手擦板進球得分。

我快速思考，贏得冠軍的希望再次在我心中萌芽。不過，所有人都目不轉睛盯著布德羅，看著他一而再、再而三地優雅進球，我們沒人注意電台主播安靜了好一會兒，直到有人摔倒的聲音傳來。我們一轉過頭，才發現電台主播已經一頭倒在硬木板地上，全身僵硬，癲癇發作。

我啟動警鈴後，立刻跑到電台主播身旁。醫療人員遇到有人癲癇發作時，最主要的工作是防止他人把手指塞進病人的嘴裡。很多人以為這可以避免病人把自己的舌頭給吞了，但人其實無法吞下自己的舌頭，手指卻有可能被咬傷。我立刻把所有人趕到一旁，同時確保電台主播不會進一步傷害自己。

不到兩分鐘，體育館的大門就被人用力推開，充足的人力支援全數抵達。邦班首先負責護送其他隊員回病房，同時一組急救人員衝進來，圍在電台主播身邊設法緩和他的癲癇症狀。靜脈注射後，急救小組便將他抬上擔架，送離現場。

此時，科恩從另一端的大門衝進來，喘著氣問：「發生什麼事了？」

「電台主播癲癇發作。」我回答。

「太可怕了。他還好嗎？」科恩關心道。

「我回到辦公室會聯絡郡立醫院的急診室。」我表示：「得做些檢驗才行。」未患有癲癇症的人若出現癲癇症狀，成因不外如下：血糖過低、藥物戒斷、大腦感染、血管破裂、腫瘤影響。

最後離開體育館的我，將籃球鎖進球櫃，和科恩動身走回病房。

護理站擠滿了人，項、早班人員，還有法蘭西斯醫師都在裡頭。跟在法蘭西斯身旁的，是一名穿西裝的男子。這可不是好徵兆，只要穿西裝的人出現，通常就代表蛾摩拉有麻煩了。

「麥可．湯姆林剛才癲癇發作。」我表示，同時希望眼前的騷亂，只是因為此事而起。

「我們聽說了。」項說：「我已經聯絡郡立醫院急診室，湯姆林正在做斷層掃描。不過除此之外，我們還有一個問題。」

法蘭西斯接著說：「席格醫師，你針對戈梅茲所寫的那封延長住院信，遞送過程中因故延遲，晚了一個禮拜才送到法院，導致信件送達時，戈梅茲的法定拘留期已經期滿。」法蘭西斯語畢，便亮出手中兩張看似公文的文件。「戈梅茲的公設律師趁隙對延長住院的決定提出異議，獲得法官支持。法官現在下令我們立刻釋放戈梅茲。」

「不可能吧！」科恩不可置信。「他前陣子才試圖侵犯洪，一定是哪裡搞錯了？」

法蘭西斯介紹了身旁穿西裝的男子：「這是我們院裡法務部門的米契爾．林。」亞裔的林身材相當細瘦。

「我們已經提出緊急上訴，一小時內應該可以獲得回應，但假使法官維持原決定，駐院警就得護送戈梅茲步行離開安全檢查口出院了。」林跟我們說明。

項顯然生氣了。「事情不能這樣。」他說：「這法官到底在想什麼？」

「法官為數眾多，而且來自不同的郡。」法蘭西斯表示：「當然大部分是好法官，但也有些人對這裡的認知和我們不一樣。我想他們大概是電影《飛越杜鵑窩》看了太多次。」

法蘭西斯說得沒錯，這種怪事我在法庭上見過不少。在我受訓期間，一名法官曾經釋放一名有精神障礙的精神分裂患者。這名患者離開洛杉磯郡立醫院之後，就住在路邊的車底下，吃垃圾箱裡的食物，無論是食物、衣著、住所都成了問題，但他竟然符合法定出院標準。當時即便我們極力反對，法官最後還是同意病患出院。

「貝茲法官的行事風格我很瞭解。」林表示：「你們最好現在就開始幫病患收拾行李。」

林說得沒錯，戈梅茲最後果然出院了。當天稍晚我們旋即收到傳真，確認戈梅茲獲釋。他臨走前，我們問他要不要幫忙通知家人，他只回說：「叫我家人全都去死。」

「早就告訴過你們，我的案子有人在背後幫忙。」戈梅茲向其他病人聲稱。此時，C病房眾人已經聽聞戈梅茲獲釋的風聲，全聚集在一塊。「我告訴你們，別被這幫混帳給騙了。」

科恩接著問林，戈梅茲出院的消息是否會通知他的受害者，林卻說，除非有人確切受到威脅，不然我們無法採取任何行動。據林表示，既然戈梅茲正式獲得釋放，如果我們出手介入，就會觸犯他的隱私權。

這時我把戈梅茲的處方藥遞給他，卻反遭惡言相向：「在自己身上找個地方把藥塞進去吧！」

最後，他將包包向後甩上肩頭，便在眾病患的歡呼下，經過站成一排的林、法蘭西斯和凱特・亨利，由院方人員護送離開C病房。

整個下午，C病房的病患蠢蠢欲動。後來麥考伊說了一句話，算是恰當地總結了院裡病患的感受——「這狗娘養的逃過死刑，現在連醫院也不用待了。我很清楚，下一個就輪到我！」

隔天早上的晨會比往常要長。討論完病患狀況後，我們談起了戈梅茲。

「這種事就是會發生。」凱特・亨利表示。

「等到他再次對女性下手，」莫娜蓬怒道：「我們再問問受暴者，對『這種事』的發生究竟有什麼看法。」

「要是在我老家，」帕蘭琪說：「戈梅茲早就被處死了。」

「這到底是什麼狗屁倒灶的事？」科恩質問，他的話和前一晚英格麗的反應，還有我本人如出一轍。

所有人當中，只有項靜默不語。「項先生，」科恩問他：「你對這事有什麼看法？」

項沒有回答，只是隨手拿起桌上的黑色卷宗，離開會議室。他的眼神令我不安。

三點半護理師交班時，我在C病房外頭等著，所有早班的護理師魚貫地走出來，卻不見項的蹤影。

「項呢？」我問莫娜蓬。

「他提早回家了。」她說。

下班後，我開著車到項家拜訪。

去年夏天，項的車子出問題，我下班時曾順道載他回家，依稀還認得路。轉錯幾次彎之後，我看到一棟房子，屋子前廊的竹製欄杆上，綁著幾張佛教的禱告旗。沒錯，就是這裡了。項的車子就停在門口車道上。

我先敲了門，無人應聲。我繞到房子旁邊，才發現他一個人坐在後院的水泥基台上。他在工作服外頭罩了件薄薄的白色長袍，只見他不斷地將一張又一張的紙，放入小火堆中燃燒。

項對我點點頭，示意要我坐到水泥地上。

「如果你能幫忙燒點紙錢，對我的家人會是莫大的榮幸。」項說。

他將手中一小疊用金色墨水印著「五十億元」的冥紙遞給我。我先將幾張丟進火裡，項接著又丟了一疊。我們兩個就這樣輪流，直到整疊冥紙燒成黑煙。

「這是燒給我母親的。」項說話時並沒有抬頭。「這是所謂的紙錢，或者冥紙。」他以安靜、熟慮的聲音說：「燒這個給她，是為了讓我母親在另一個世界裡，盡情購買她當初在這個世界上無法擁有的東西。」話說完，項又多放了幾張到火裡，同時揮著手把火搧旺。

「我母親在我年輕的時候就走了。」他開始回憶道：「越戰期間，我父親被越共殺死，留下母親獨立扶養我們兩兄弟。她日夜工作，就是為了給我們溫飽，沒想到有一天她下田時，兩名美軍發現了她，竟然對她施暴，以為沒人看見，卻不知道我目睹了一切。那天之後，我母親就變了。一年後，她就過世了。」

我自己的哥哥在越戰時失去一條腿，而我青少年時期的籃球教練也在越南被友軍火力意外射殺，因此我對越南這個國家，似乎有一種情感的聯繫。靜默之中，我們倆繼續燒著冥紙。

「我還欠你一個道歉。」項說：「戈梅茲試圖強暴洪的那天，我的行為相當不妥。請原諒我。」他繼續說：「我趁休假那陣子回越南一趟，想再看一眼老家的水稻田。我以為也許再看最後一次，就可以忘掉那個地方。」話聲至此，項憂傷地笑了一笑。「沒想到，我去了才發現，有些事情是怎麼也忘不掉的。」

眼前的火光漸暗，項則是望向遠方說道：「我來美國的時候，還只是個青少年。我很愛這個國家，我能接受教育、娶妻生子，全拜美國所賜，但我一點都不瞭解美國。我不瞭解美國軍人，不瞭解他們為什麼要強暴無辜民女；我也不瞭解美國法院，想不透他們為什麼要釋放明明有罪的戈梅茲。」

項站了起來。「你今天來看我，是因為你擔心我。為此，我想向你道謝。」

我跟著站了起來，卻一時語塞。「項，明天見了。」我最後說道。

項看了看手錶。「我小孩快回家了。」他說：「他們都在這裡出生，和他們的媽媽一樣是美國人。我其實也不大瞭解他們。」

第二十四章

對明眼之人而言——
瘋狂是全然的理智——
而理智則是全然的瘋狂——
在此
多數人再一次占優勢——
贊成——你便安然正常——
反對——你便可怖危險——
必須以鎖鍊鐐銬——

——艾蜜利．迪金森（Emily Dickinson），〈瘋狂是全然的理智〉（Much Madness Is Divinest Sense）

下午造訪過項之後，我在開車回家的路上，試圖釐清自己的感受。對我來說，項已經不只是病房裡的護理師，也是朋友，更是家人。C病房裡的許多醫護人員，都給我這樣的感覺。也許是眼前的逆境，讓我們的關係更加緊密。我們彼此支持，同舟共濟，真的如團隊一般互相合作，各司其職，即使困難重重仍然善盡己責。而這個團隊的隊長就是項，我很少如此敬佩一個人。

成為C病房團隊的一員後，我終於有了歸屬感。雖然任何人在蛾摩拉都不可能感到自在，但現在的我至少覺得自己不再是一隻菜鳥。我和我的工作似乎已經休兵停戰，不再像先前一樣掙扎。當然，這一切很可能只是暫時的，無論現在和蛾摩拉達成什麼樣的停戰協定，明天警鈴一響、同事一挨揍，全部會頓時瓦解。不過正如匿名戒酒會的銘言所說，明天的事就留給明天擔憂吧。

當天回到家，我盡情享受新居帶來的喜悅。新房子格局開闊，空間寬敞，樸實而不造作。後院裡，有為了保護兩隻家犬而豎起的籬笆，還有前任屋主圍出的一座花床。英格麗對園藝相當在行，我想她心中一定畫好了一張花園藍圖。

當天夜晚宜人平靜，恰恰是我所需要的。十幾天來，我終於一覺到天亮，連夢好像也沒做。只可惜好景不長，隔天早上到了病房，陰霾再次降臨。

週二早上晨會結束後，我撥電話給郡立醫院負責診斷麥可．湯姆林（電台主播）的內科醫師賽恩，得知電台主播得了癌症。郡立醫院原先認為湯姆林癲癇是由糖尿病導致，或者如帕蘭琪所說，是由「其他較為單純的病因」所致，但天不從人願，院方做核磁共振檢查後，發現湯姆林的右大腿骨上有腫瘤，而且已經擴散到肺部和腦部。

賽恩醫師接著說明，放射線與化學治療皆可採行，但由於癌症已近末期，預估電台主播僅剩半年壽命。他還指出，湯姆林的癲癇能以藥物控制，改善後便不再需要住院治療。等病人治療得差不多了，他會再撥電話給我，屆時湯姆林就可以返回蛾摩拉。

「湯姆林是武術師嗎？」結束通話前，賽恩醫師這麼問。

「你說電台主……不，你是說湯姆林先生嗎？應該不是吧。」

「只是有點好奇罷了。」賽恩解釋：「因為他不斷提到什麼雙截棍技法。」

掛上電話後，我把所有同事找來會議室宣布這個消息。聞訊後，幾個人默默掉了眼淚，大家都說不出話來。

「可惡……」科恩最後怒道，結束了話題。

我也不太確定週五的球賽是否應該取消，不過球賽最後照常舉行了。現在想想，我很慶幸比賽沒有取消，因為場上規律的運球聲和接連不斷的動態，似乎對我起了正面作用。此外，專心在球場上擔任教練，也讓我暫時忘卻其他煩惱。

少了湯姆林，我手上只剩六名球員，但我們不畏戰。比賽當天，我們一行人一抵達體育館，我立刻開了球櫃的鎖，拿出兩顆練習球讓大家熱身。

幾名醫護人員和院警陸續抵達觀賽，我們正和觀眾打招呼的時候，體育館的門忽然打了開來，原來是科恩與B病房隊，全部穿著金色T恤，背後自行寫上湖人隊 Lakers 的字樣。

一共八人的B病房隊很快就拿了幾個球，排成兩排，開始訓練有素地跑籃，接著井然有序地練習投籃。科恩對麥克．莫根的看法是對的，即使已屆不惑之年，他還是能跑能跳，而且當下投的幾球雖然沒進，也不算差太多。

樓上的工友馬克．哈爾斯頓，此時穿著黑白條紋的裁判服出現，手上拿著比賽用球，吹了一聲哨子。

「比賽分上、下兩半場，每半場十分鐘。我負責計時，邦班計分。」他指了指其中一邊的籃框，指示：「這邊給B病房，C病房請到另一頭。」

「B病房先攻，比賽開始！」

「大夥上場吧！」我向隊員喊話。

為了製造驚喜，我一開始沒讓布德羅上場。其餘五人已在場上就定位。哈爾斯頓先將球傳給B病房的一名男子，該男子傳球給場上隊友後，比賽如是展開。

賽事初期出現許多次程序失誤，譬如張伯斯兩度搶下對方沒投進的球，卻直接投向同一個籃框，替對方得分。此外，雙方也有幾次小規模的肢體衝突，還互罵了幾句話，但想想場上的十個人原本就不是什麼奉公守法之輩，也就不教人意外了。

除此之外，團隊合作始終不良。儘管我不斷提醒大家要傳球，但隊上所有人只想搶球自己投。上半場結束時，我們以六比十落後B病房，但是這四分之差其實都是張伯斯投錯籃導致。此時的科恩，看起來仍信心滿滿，而下半場莫根依然上場。

比賽進入下半場，布德羅上場後，我立刻改變策略：「把球傳給布德羅！」接下來十分鐘，這句話我講了不知道多少次。

布德羅可以說是技驚四座。在卡勒瑟斯一次又一次的助攻之下，布德羅一球又一球地投進，即使不小心失誤沒進，他也能順利再從籃下補進。比賽剩下兩分鐘時，我把布德羅換下來，球場上果然又回復一片滑稽。終場哨聲響起時，卡佛一記用力爆投，竟然砸到背板上方十呎的後牆。

最後我們以二十分之差獲勝。我先是和隊員抱在一起，好好地恭喜他們。大夥再圍成一圈，向圓心伸出一隻手——「讓我們替湯姆林贏得冠軍吧！」我一喊完，所有人便齊聲高吼：「嘿！」

「我看這次球季你是贏定了！」我和科恩走回病房時，他對我說。

「我知道。」

「隊上有小飛俠柯比（Kobe Bryant，譯按：美國NBA湖人隊球星柯比．布萊恩），也不先說一聲！」科恩道。

接下來一整個球季，我們倆都稱呼布德羅為小飛俠柯比。

禮拜一便是四月了。晨會時，外頭走廊不遠處忽然傳來一聲驚叫，等到我們火速抵達，只見卡勒瑟斯一人站在走廊中間揮手喊救命。我們越過其他焦慮的病人，來到卡勒瑟斯的房間。當所有工作人員趕到，卡勒瑟斯的淚水正滑過臉頰，手指著房內。

離窗戶最近的一張床上，曼努爾．奧特加躺著一動也不動，我走進房裡查看，只見奧特加瞪著雙眼，已經沒了體溫。我試圖檢查脈搏，卻什麼也沒有，只好先以白色的床單蓋住奧特加的臉龐。

「救救他吧！」卡勒瑟斯在門口乞求。

「麻煩幫我淨空現場。」我對科恩說。科恩一聽，立即將眾人趕走。關上門後，房裡只剩下卡勒瑟斯。

「拜託你幫幫他。」卡勒瑟斯繼續哀求。他先是向前跨了一步，接著又退回去。「幫幫他吧……」

「湯姆，他已經走了。」我說。

「不！」卡勒瑟斯哀嚎。「至少做個ＣＰＲ，叫個救護車吧……一定有辦法的……」他的聲音斷斷續續，接著就哭了出來。

「湯姆，我很遺憾。」我邊說，邊讓卡勒瑟斯在我的肩頭流淚。再一次，我打破了醫生與病人間的界線。

卡勒瑟斯逐漸恢復平靜，用衣服擦了擦自己淚溼的臉。「不……」他看著奧特加哀悼。

「我們到小房間去吧。」我說。

「我可以再看他最後一眼嗎？」卡勒瑟斯問。

「當然。」我和卡勒瑟斯一起走向床邊。我將床單移開，卡勒瑟斯深吸一口氣。他碰了碰奧特加的臉，將自己臉頰上的淚水擦乾，接著便彎下身，在奧特加的耳邊輕聲說了幾句話，才將床單蓋回去，轉過身對我說：「走吧。」

外頭，幾名病患拍拍卡爾瑟斯的臂膀安慰他。「老兄，我們很遺憾。」史密斯表示。

「需要我們的話，我們都在。」科恩也說。

卡勒瑟斯點點頭，便和我走進小房間。

我們的病房設有兩個小房間，就是為這種情況預備的。兩間房分別有兩張帶軟墊的椅子和一張桌子。我將門鎖打開，便和卡勒瑟斯坐下來。

我等卡勒瑟斯先開口。「奧特加對我來說，就像爸爸一樣。」他最後終於開口：「醫師，你還記得我的親生父親吧……」卡勒瑟斯突然打住，手碰了一下太陽穴。

卡勒瑟斯的父親在他小時候，當著他和三個姐妹的面，勒死他們的母親。

「我記得。」我說。

我還記得當時卡勒瑟斯告訴我，父親殺死母親之後，趁著酒意毆打幾個小孩。警方抵達前，他爸爸出了一拳，重重打在姐姐瑪杰麗的臉上，害她瞎了一隻眼。年幼的卡勒瑟斯為了保護姐姐，與父親短暫扭打了一番，便被摔下公寓樓梯，當場斷了一隻手。後來替瑪杰麗開刀的醫生說，若不是卡勒瑟斯出手救命，瑪杰麗再挨一拳，肯定命喪黃泉。

卡勒瑟斯來找我看門診的頭六個月，手上都打著石膏，上頭全是同學的簽名。幾個月後他換了石膏，上頭的文字竟然也跟著換了，原本同學的祝福之語，全換成一個又一個幫派標誌。

後來，卡勒瑟斯必須以證人身分出庭指控父親謀殺，導致心理狀態大幅惡化。原本他大可不必出庭，但他堅持作證。我還記得他告訴我：「我一定要親眼看到那混帳得到該有的報應。」不久，卡勒瑟斯便萌生輕生念頭進了醫院。為此，我開了新的處方箋，也更常和他交談。他唯一的後悔是：「要是我當時年紀再大一點，就能把我爸殺了。」

「後來有了奧特加，這些過去的事情似乎顯得沒那麼嚴重了。」眼前的卡勒瑟斯分享著：「他待我就像父親照顧兒子一樣。」

我們總共聊了將近一個小時。「你不會有事吧？」我問他：「應該不會有傷害自己的念頭吧？」其實，想知道對方是否有輕生念頭，最好的方法就是直接詢問。很多人以為問了反而會種下可怕的因子。其實把話說開，反而可以揭露真相。

「我沒問題的。」卡勒瑟斯表示。

「如果覺得心情沮喪，答應我一定要告訴醫護人員。」

「我答應你。」卡勒瑟斯說。

隨著C病房的籃球隊一路過關斬將，看比賽的人潮也愈來愈多。一路打到現在，我們每場都以不小的差距贏得比賽，可說是順水行舟，相當順利。除了布德羅始終厲害得不得了，就連卡佛也打上手，常常能搶下幾分。

到了例行賽的最後一場，多數C病房的醫護人員都來到場邊觀賽加油。這一次，我們又對上了B病房。

比賽即將開始前，科恩與他的黃金陣容圍成一圈加油。眼看他把莫根找到一旁使勁談話，我不禁納悶他們究竟在討論什麼。不久後，哈爾斯頓吹了口中的哨子，為兩隊分了場，便把球交給

B病房，宣布：「比賽開始！」

「大夥上場吧！」這句話已經成了我的幸運口號。比賽按表進行，上半場結束時，我們已經贏了對方十二分。下半場結束前，比數更拉開至二十二分。剩下一分鐘的時候，布德羅接過卡勒瑟斯的傳球，使出招牌轉身切入，再以左手後勾拉竿漂亮上籃。不過這一次，B病房的一名隊員不巧擋了道，被布德羅一把撞倒在地。哈爾斯頓見狀，立刻吹哨舉手。此時，布德羅已經完成華麗特技，球體在籃框邊緣晃了幾下，便進籃得分。眼見如此，布德羅得意地轉身看著場上。

「犯規！」哈爾斯頓裁示：「帶球撞人，進球無效！」

布德羅先是頓了一會兒，接著頭部抽動兩下，肩膀也緊繃起來，表情異常僵硬。「不可能！」狂吼之後，他立刻衝向哈爾斯頓。哈爾斯頓雖然先往後挪一步，但絲毫不退讓，任憑布德羅怒目相視。

「我真該把這哨子塞進你天殺的吸血喉嚨裡！」布德羅咬牙切齒撂下狠話。此時場邊已經淨空，醫護人員紛紛上前保護哈爾斯頓，院警則負責將布德羅推開。

「夠了，今年球季到此為止！」項宣布。

其他場上球員整隊後，待在原地等人護送回病房。此時的布德羅似乎恢復冷靜，先是朝我示意，對我說：「教練，對不起。我向你道歉，我剛才的行為非常不妥。」

「你是誠心道歉嗎？」我說。

「對，教練，真的很對不起。」布德羅說：「下不為例。」

我把科恩和項找來，讓布德羅再次和我們三人道了歉，再四人一起走向哈爾斯頓。

「對不起。」布德羅說：「是我不好。剛才我的確犯了規，你沒判錯。」

「謝謝。」哈爾斯頓雖然如此回道，感覺還是有些驚魂未定。

幾秒鐘後，我開口說：「球季只剩最後一場冠軍賽了。你們覺得呢？而且還是兩個禮拜之後的事，我想布德羅到時候會沒事的。」

眾人一聽，面面相覷了一會兒，接著哈爾斯頓問道：「你能確保他不再失控嗎？」

「我會確保他進入狀況。」我說：「不會再有問題了。」

又是一刻靜默。「好。」哈爾斯頓終於同意。

我實在羞於承認，得知比賽照常舉行，我感到有多慶幸。

哈爾斯頓正要離開時，我走上前問他一個問題：「你後來還有聽說提爾森的消息嗎？」剛才這一切，讓我想起當初壘球比賽結束後，被我施行心肺復甦術的裁判提爾森。

「人還是沒回來。」哈爾斯頓回道：「我們後來幾乎沒有他的消息了。」

整隊之後，我把隊員帶離體育館。回C病房的路上，布德羅和我就像超級球員柯比・布萊恩和明星教練費爾・傑克森（Phil Jackson）一樣，充滿自信地並肩而行。

我完全被沖昏頭了，運動賽事常常這樣。現在回想起來，所有跡象再清楚不過了，只是後見清晰，當下卻是當局者迷。之後，我帶領的籃球隊確實又打了一場比賽，但也差點害死一條人命。

當天晚上，我將電腦關機，辦公室上鎖，準備下班。我在走廊上碰到科恩，他正往另一頭走去。

「今天布德羅那件事實在有驚無險。」科恩鼓勵我：「接下來的冠軍賽，加油囉！」

「你們也是。」我回道：「我想布德羅今天應該學到了教訓。」

「希望如此囉。」科恩說：「他的球還真是打得不賴。」

我表示同意。科恩看了看天花板，開口又說：「這臭味真是不得了！」

近期我的事情太多，都忘了臭味的存在。我和科恩就此分手，他往辦公室走去，我則朝出口前進。

我才走上回停車場的路，一輛警車就緩緩自路邊啟動，保持一定距離跟在後頭。我忽然感到一陣熟悉的寒意。跟上次一樣，車子沒加速也沒減速，始終沒超越我，與我保持一定距離。我筆直朝安全檢查口前進。

在出口處的燈光下，我看見那輛警車輕輕轉個彎，離我而去。仔細一看，車裡只有勒文警探一人。他見到我，輕輕碰了帽簷示意，便駛入黑夜之中。

一直到安全坐進車裡、鎖上車門之後，我才開始思考。我突然想起，之前第二次目睹香菸交易報案的事情，至今尚未獲得任何後續資訊，也沒聽聞任何病人逃院的事情，院裡更從未表示少了人……

第二十五章

瘋狂並不總是咆哮，有時候，瘋狂只是在一天將盡之時，用一股小小的聲音對你說著：「你好，請問你的腦子裡，還可以多住一個人嗎？」

——Despair, Inc.[1]

再下個星期一，麥可・湯姆林就回到C病房了。對我來說，接下來的這段時間，可謂學習的日子。

「我很會耍雙截棍！」湯姆林回到病房時說道。由於他現在走路得靠拐杖，又還沒使上手，因此身旁各有一位駐院警待命，以免他踉蹌跌跤。眾人見湯姆林歸來，全都開心地圍了上來，就連護理師也不落人後，不只紛紛擁抱湯姆林，不少人還溼了眼眶，讓我相當驚訝。於是，我們就這麼一群人圍在病房裡，開心地真誠問候。事實上，一直要到數個月後，湯姆林的死訊傳來，我

1 譯註：美國設計公司，旗下產品主打諷刺小語，嘲諷企業界一味追求激勵、成長的文化。

才得知他十九歲就來到蛾摩拉。今年剛滿三十的湯姆林，原來把過去這十一年的無限旺盛精力，全都貢獻給蛾摩拉了。

湯姆林回到院裡，對項的意義格外重大。不知怎麼，項對湯姆林總是懷抱一份特殊的感情，即使湯姆林始終無法有所回應，項對他的照顧仍然堅定不移。湯姆林轉院之前（五十哩外、名為麥朵斯的醫學精神院）的最後兩週，項幾乎總是陪在他身邊。

湯姆林離開蛾摩拉的那天，項仔仔細細地將湯姆林的物品打包成兩袋行李。

「我很會耍長棍！」項收拾行李時，湯姆林在一旁重複。

「好棒！」項一次又一次地回應湯姆林。

等到項整理完行李，湯姆林的房門外已經聚集許多病人，要來和他握手道別，親自送上祝福。卡勒瑟斯甚至給了湯姆林一個擁抱。「記得小心照顧大腿！」洪則是叮嚀他。我們其實沒有跟任何人透露湯姆林的病情，但不知怎麼，大家都知道了。「上帝保佑你。」不少人祝福他。

「有空來紐奧良找我。」布德羅說：「我會供你食宿，我們兩個好好大玩一場。」

「我會抓一條美味的鱸魚給你吃！」湯姆林說。

「鱸魚很好啊，我們一起把牠烤來吃。」布德羅輕握著湯姆林的手臂。

緊接在病患之後，醫護人員也輪流和湯姆林道別。科恩、蘭迪和我握了湯姆林的手，護理師們則擁抱湯姆林。很多人都流下了淚水，只有湯姆林逕自說著：「我很會耍長棍！」話一說完，還給大家一記燦爛的笑容。

湯姆林跟著項和院警離開病房之後，我便將大門鎖上。透過門上小小的窗戶，我卻看見項忽然停下來，將湯姆林帶到一旁，先是給他一個深深的擁抱，再輕吻他的額頭，才轉過身來，一個人走回病房。

在這段學習的日子裡，我學到的第一件事就是，一個人不管犯過什麼滔天大罪（湯姆林曾經是學校炸彈客，造成不少學童傷亡），和人相處久了，總會培養出感情。我挺喜歡麥可．湯姆林這個人，看著他離開C病房，我心中不免有些難過，但事後回想，我對湯姆林的情感其實相當令人不安——想想湯姆林的受害者，再想想他們當初的道別又是什麼樣的光景……

湯姆林離開後不久，我們聽說威金斯（也就是被麥考伊毆打的那位病患）不會回來了，於是C病房空出另一張床。在蛾摩拉，病人如果因故必須離院一陣子，譬如為了就醫、上法院或暫時返家，床位還是會保留。現在傳來這樣的消息，大家猜想威金斯或許已經不在人世，不過一切僅止於推測。直到第二天，才有護理師表示，自己的姐姐在市政府檔案室工作，前幾天碰巧經手威金斯的死亡證明。

威金斯的死訊，再度引發起訴麥考伊的相關討論，不過晨會上，大家還是一如往常，模糊地敲著邊鼓——在蛾摩拉，這類話題總是如此處理。綜而觀之，麥考伊嚴重毆打威金斯的事件發生在去年九月，同年十二月就再次被法院判定無行為能力，因此不難想見，即使這次以謀殺罪名起訴麥考伊，法院還是會認定他無行為能力，不適受審。

於是，我又學到了另一件事——威金斯的死訊讓我瞭解到，在蛾摩拉，眾人之所以不討論暴力問題，追根究柢是因為無力感太龐大。我們所有人都目睹了麥考伊攻擊威金斯的殘忍暴行，但我們還是得和麥考伊朝夕相處，同時清楚知道他永遠不會獲得應有的處罰。在此同時，我們也知道在未來的日子裡，還會有更多的暴力等著我們，而這些暴力的始作俑者，屆時也將逍遙法外。我們一樣必須和他們日夜共處。

這種情況下，如果一味生事，非但沒有幫助，甚至可能會起反作用。一來沙加緬度的官方一點也不在乎，院裡的行政部門又存心視而不見，若是激怒了施暴者，自己很可能就是下一個受害者。在蛾摩拉，舉報暴力事件只會引來更多暴力。

至於我學到的最後一件事，則是來自報紙。湯姆林出院的那天早上，我出門前在家裡翻著《納帕谷早報》（*Napa Valley Register*），頭條竟然大大寫著：「學童殺手重獲自由：納帕州立精神病院今釋放學校炸彈客。」仔細一看，報導附上兩張照片，一張是湯姆林好幾年前參加聽證會留下的。照片裡，他一頭亂髮翹得老高，表情凶猛，整個人好像隨時要撲向鏡頭；另一張照片則是蛾摩拉的周邊圍欄，拍攝者自低處向上仰拍，使得圍欄看上去更加龐大而高聳。

英格麗百般不解，怎麼會發生這種事？我只好向她解釋，報導中的當事人就是麥可．湯姆林，院裡平常叫他電台主播，因為被診斷出骨癌末期，屬於人道釋放，此外家屬也不希望他在州立精神病院孤獨死去。英格麗聽完之後，同意湯姆林的病情令人惋惜，也認為家屬的要求合情合理。

「可是……」她最後忍不住說：「學校的那些孩子……」

我本來以為學習之路到此為止，沒想到接下來的一個禮拜，我又學到許多釀酒和飲酒的相關知識。

接下來那週，直到週四院裡都相當安靜，令人心生感謝。不過禮拜四一早開完晨會，平常性情溫和的佛洛伊德．崔勒（開會時提到他，很多同事常想不起來他是誰）竟然搖搖擺擺地經過護理站，猶如癲癇症發作一般，踉蹌了好幾步。

眾人見狀，馬上衝至走廊處理。在所有人抵達之前，崔勒忽然深吸一口氣，大喊一句：「聞起來像是年輕的靈魂！」（譯按：smells like teen spirit，美國「超脫」樂團名曲）接著大笑數聲，忽然停止動作，碰的一聲倒地不起。

帕蘭琪立刻啟動警鈴，醫護人員也都圍上來。我跪在地上，翻開崔勒的眼皮檢查瞳孔，發現並無異常，暫時排除是腦部狀況所致。接著，我檢查脈搏，結果同樣正常。

帕蘭琪拿出血壓計，熟練地套上崔勒的手臂，開始擠壓橡膠球充氣。臂套充飽後，帕蘭琪開始自橡膠球放氣，並將聽診器的鼓面放置在崔勒的手肘內側，測量血壓。

此時，病房大門碰的一聲開啟，好幾個人衝進來，走廊地板上發出腳步聲。「是醫療狀況！」莫娜蓬喊道，樓上B病房趕來支援的同事一聽，立刻在我、崔勒和護理師周圍，圍成一圈人牆。

「血壓一二〇／八五。」帕蘭琪讀出血壓計上的數字。

莫娜蓬接著替崔勒把脈。「脈搏八十七，心跳穩定。要呼叫急救嗎？」

「等等！」血壓計持續洩氣時，帕蘭琪突然下令。她先是將臉靠近崔勒的口鼻，接著向莫娜蓬示意，要她也湊上前來。不久之後，兩人同時向後一坐，似乎鬆了口氣。

「他喝醉了啦。」帕蘭琪說。我一聽，也湊上前聞了一聞，果然都是酒味。

我再用聽診器聽了崔勒的胸腔，心跳呼呼都正常。「讓他到小房間睡一覺吧。」我說：「帕蘭琪，麻煩妳陪著他，有什麼變化隨時告訴我。」

警鈴停止後，大夥費了好大的力氣才把崔勒扶起來，送往小房間。

「通知院警！」項話一說完，便走進護理站按下廣播系統，對麥克風喊道：「各位，全面搜索，全面搜索！」廣播之後，項按下牆上的按鈕。霎時間，可怕的電子尖響再度傳遍病房各個角落。帕蘭琪見狀，立刻請求支援。

走廊上，病患靜止不動，令人熟悉的大混亂再次展開。醫護人員從護理站湧出，分頭將病患帶回各自的房間。項先是逐房將病患鎖在房內，我們所有人再回到護理站集合。等到一切就緒，帕蘭琪才解除警鈴。

此時，病房大門打了開來，一群頭戴鋼盔的院警自走廊步行而入，同時帶著好幾條德國牧羊犬。項示意要他們過來護理站。

「今天是什麼狀況？」邦班問道。

「崔勒喝醉了。」項表示：「還不確定是普魯諾酒（譯按：監獄中以水果、麵包、糖、番茄醬、牛奶等成分發酵製成的私釀酒），還是蒸餾酒。」

「好，所有人分頭行動！」邦班下令後，大夥便分組進行搜索。

院警負責逐房檢查：門鎖打開後，警方先替病人搜身，再翻床倒櫃，檢查洗衣籃、浴室和衣櫃。慢慢地，院警手上的塑膠袋愈裝愈滿，裡頭全是藥丸、香菸和粗製濫造的尖物。

一小時後，只差一間房間還沒搜查。院方人員先將搜索過的病患集中至大廳，並且重新將房門一一鎖上。最後這間房裡住的不是別人，正是麥考伊。項將門鎖打開之後，院警帶著警犬進入，我和其他醫護人員則站在後頭。

麥考伊這次並未像上次一樣，以翩翩風度與院警斡旋。「你們這群混蛋，搜索令先拿出來吧？」麥考伊齜牙咧嘴。「這間房間是我的個人財產，我的地盤！」他雙手抱胸，跨站在房間正中央。

院警見狀，立刻四人一排擺出陣勢，警犬也緊繃待命，只見邦班從腰際取下警棍，警告他：「麥考伊先生，請您讓開。」其他員警步步前進。

麥考伊毫不退讓，任憑院警進逼。

「去你他媽的……」麥考伊最後還是退讓了。

搜索小組開始動作時，一名員警站在麥考伊旁待命，而我不想被麥考伊看見，故意退到後方，站在走廊另一側大家看不到的地方。

警方一個步驟也沒漏掉，執行完整的搜查。先將麥考伊的床單掀開、床墊翻面，接著清空抽屜。此時，其中一隻警犬對衣櫃旁的一堆髒衣服吠叫，另一條也跟著叫了起來，雙雙用前掌扒著髒衣堆。

院警將警犬帶開，邦班便走上前去，戴上乳膠手套，先是盯著髒衣堆沉思了一會兒，接著一件衣服一件衣服拎起來檢查。漸漸地，一只金屬物體露出了形狀，邦班加快檢查速度，不久一整台由金屬和玻璃組成的器具便現出原形。邦班彎下身，如獲至寶地將整台蒸餾器舉起來。

「找到了，是蒸餾酒！」邦班宣布。

項走過來，先用手碰了碰器具銅管的末梢，然後嗅了嗅手指。「這酒釀得不差，看樣子是用真正的酵母製成。」

「可是院裡從來不用酵母啊。」帕蘭琪說：「違禁品清單上，酵母不是排第一就是第二。」

「有心走私的話，絕對不會沒有門路。」項說。

我一想到麥考伊每天早上護送卡爾斯泰，心裡不禁一陣痛楚。我可以想像，凡事都有其代價。

「走吧。」邦班喊道，同時帶著麥考伊離開寢室。

麥考伊甩開邦班的手，打算自己離開。從我面前經過的時候，他忽然轉過頭來，用兩隻手指輕碰嘴唇，朝我送了一記飛吻。

兩路搜查人馬回到護理站集合，等待警方將搜來的違禁品一一拍照建檔。輪到麥考伊的自製蒸餾器時，院警拍了不少張。仔細一看，這台蒸餾器是用破掉的餐廳玻璃杯和浴室水龍頭的金屬水管製成，上頭的平底加熱板則是庭院裡窗戶上的防水帽改造而成，相當巧奪天工。

最後，院警紮緊一整袋違禁品，調整了腰際皮帶，便轉身離開C病房。

「卡爾斯泰呢？」我問道。

「她休假兩個禮拜。」項表示。

不久，崔勒就醒過來了，不過接下來兩天他都躺在床上，喝水配阿司匹靈。麥考伊也一直待在自己的房裡，直到事情塵埃落定，才又大搖大擺地回到走廊上，一如往常跑到餐廳接受萬人的仰慕，好像什麼事也沒發生過。麥考伊最近總和布德羅及馬修斯坐在一塊。有一次科恩看到他們坐在一起，便直呼根本是「麻煩三人組」。

接下來幾天，病房裡沒再發生飲酒相關事件。到了禮拜五，大家都在談論當天的籃球決賽。

「祝兩位今天下午好運囉！」晨會後，帕蘭琪對我和科恩說。

「他隊上有小飛俠柯比，哪裡還需要運氣！」科恩打趣道。

「我們都會到場加油喔！」莫娜蓬說：「B病房的工作人員也會到場。」

「好啊好啊。」科恩酸溜溜地說：「要在這麼多人面前慘敗了！」

下午一點四十五分，我和隊上球員一起抵達體育館，此時球場兩側已經站滿了人。

比賽前，科恩帶著B病房的隊伍統一練習上籃，我們這隊則是散著練投籃，流程和之前沒什麼兩樣。練習時，布德羅忽然使出一記跳躍下手轉身上籃，除了讓同隊選手駐足讚嘆，就連B病房那頭也有人停下手邊的動作。這場比賽，我們顯然勝券在握。

接著，哈爾斯頓哨子一吹、分了場，便將球交給B病房。「比賽開始！」哈爾斯頓宣布。

「好戲開始囉！」我喊道。

賽事的進行和我想像中一模一樣，大家也不管其他人，只要高興就投球，偶爾好不容易進一球得分，隊友也互相絆腳。對照之下，B病房傳球的情況比我們好許多。不過，成敗最終還是維繫在布德羅身上。到了近中場時，布德羅已經投出三次長距離跳投，四度搶下隊友籃板補進得分，成功將比數拉至十六比四。

接下來這一球，B病房進攻失誤，卡勒瑟斯一拿到球，立即運回對場，再傳給卡佛，而卡佛又在罰球線附近將球傳給布德羅進攻。布德羅拿到球之後，和所有精於控球的球員一樣，將球擺在身後，身體往前傾向防守者，先是假動作作勢向一邊運球，騙過對方，再改從另一邊上籃。只見布德羅再次準備使出下手轉身上籃的絕活，觀眾看得相當過癮。

此時，場上幾乎所有球員都停下來看布德羅大展身手，唯有B病房的麥克．莫根搶先站到籃下等待布德羅，待布德羅一靠近轉身，便伸出一隻手輕輕將球撥掉。這一撥，球便給撥回了對場。

布德羅落地之後，先是看了看滾動中的球，又看了看莫根，接著臉部忽然一陣抽動，肩頭一緊，便一拳重重朝莫根的嘴巴打下去，鮮血登時在空中畫出一道弧線。

「布德羅！」我站起身來大喊。此時，醫護人員和院警已經一湧而上，項也啟動警報，體育館內外警鈴大作。科恩和院警率先將布德羅拉開，避免造成進一步傷害，接著護理師也一湧而上，協助處理場面。沒多久，體育館的大門便打開來，支援人力紛紛抵達。

只見十多位警察向前挺進，一陣雞飛狗跳之後，布德羅終於被眾人制伏，趴在地上，身上壓著四名員警，身後還有兩名員警忙著將他反手綁緊。

一名護理師遞了條毛巾給莫根摀嘴，接著B病房的醫護人員將他帶離現場。剛才也加入混戰的科恩此時滿臉通紅，身上的襯衫亂七八糟，站在我身旁喘著氣。院警一把將布德羅拉起來，推往體育館出口。

我仍然驚愕不已，一時竟忘了讓出路來。「你們這群他媽的吸血蟲！」布德羅和院警經過我身旁時，怒吼著。他的雙眼瞪得老大，脹滿血絲的眼白裡全是憤怒。沒想到他忽然一個轉頭，朝我吐了一口口水，然後怒道：「我早該把握機會把你這吸血混蛋給殺了！」

「你不是保證控制得了他？」哈爾斯頓顯然相當不悅。

我無言以對。

我到底在想什麼？體育館人潮逐漸散去時，我捫心自問。今天的事件大可弄出人命，而一切竟然是為了我的籃球教練夢？就算可以自比費爾．傑克森又怎樣？兩支患有精神病的罪犯隊伍，在室內打籃球賽……「你以為還會發生什麼事？你是傻了嗎？」我不禁對自己脫口而出。

「今天的籃球總決賽結果如何？」約翰晚餐時關心地問道。

「我們原本大幅領先，」我說：「但後來一名球員犯了規。雖然沒什麼大不了的，但比賽因此終止。」

「真可惜。」英格麗說：「我知道這場球賽對你意義重大。」

「沒什麼啦。」我回答。

「你昨天晚上說夢話還提到籃球呢！」英格麗說。

「好吧，我的確有些失望……」

第二十六章

我太超過了，確實是如此。

——傑佛瑞．達姆（Jeffrey Dahmer，他於一九七八至九一年間共強暴、謀殺、肢解十七名成年與未成年男子。一九九四年十一月二十八日，達姆於威斯康辛州波特吉〔Portage〕哥倫比亞監獄〔Columbia Correctional Institution〕服刑時，遭另一名犯人毆打至死）

到了禮拜一，院警協同醫護人員前往寢室查看布德羅。過去這大半個週末，他因為暴力攻擊被關在隔離室裡。但他總是不會被關太久，禮拜一早上已經躺在自己的床上看書，等到看見我們一行人走進他的房間，才把手上的書放下。那本書的封面我認得出來，是沙林傑的《麥田捕手》。

「布德羅先生——」一項先開口，但話還沒講完，布德羅便打斷他。

「你們能來看我，我太開心了。」他邊說邊站起來，拖得長長的口音，帶著一點氣音。「我為那天的行為感到非常抱歉。他們說我的行為真是愚蠢至極，請務必替我向我打傷的人致上最深的悔意。此外，席格醫生，請您原諒我的大不敬，我真是愧疚萬分！」

「沒關係……」我最後說道：「我們只是想確定你不會再傷害其他人。」

「天啊，當然不會！」布德羅看上去相當羞愧，而且不像是裝出來的。「我實在不曉得我那天怎麼了，但我知道我得負責。警官們，如果你們是來逮捕我的，我已經準備好面對所有的起訴。」

此刻的邦班看上去有些困惑。「沒有人告你。」他說。

「布德羅先生，你的道歉我們心領了。」項說：「我相信席格醫生也接受你的道歉。」聽項如此說，我點頭表示同意。「但你說得沒錯，你的確必須為你的行為負責。接下來一個月，我不准你到病房外活動，圖書館也不行。」

布德羅拿起身旁的《麥田捕手》，看著項，「一個月的時間，應該夠我把這本書背得滾瓜爛熟。我想霍爾頓·考爾菲德（Holden Caulfield）、菲比（Phoebe），還有潘西中學（Pencey Prep）那票人，很快都會變成我的好朋友。」

週三當天，暫時離開病房的我，看見科恩站在卡勒瑟斯的房門口，靠著門框和站在房裡的卡勒瑟斯聊天。兩人聊著聊著，忽然笑了起來。這是我第一次看見兩人交談。

當天稍晚，我特地去找卡勒瑟斯。這幾天醫護人員收到一封電子郵件，原來有三位新病患要加入C病房。其中一位會接替奧特加的床位，成為卡勒瑟斯的室友，我想先和他說一聲。

「你這幾天就會有新室友了！」我對卡勒瑟斯說。我倆現在站的位置和剛才科恩與他的位置差不多。

卡勒瑟斯想了一會兒才說：「我想也該是時候了，不過知道是誰了嗎？」

「我只知道幾個名字而已。凱特・亨利會再跟你說。」

「這樣的轉變我得適應一下。」卡勒瑟斯說。

「我想是的。」

我們默然站著好一段時間，我才開口：「我看到你和科恩醫師今早在聊天……」

卡勒瑟斯整個人忽然亮了起來：「是啊，他可救了我一命！」

「你說什麼？」

「我說他救了我一命！」卡勒瑟斯重複：「他沒跟你說嗎？」

「說什麼？」

卡勒瑟斯示意要我進房。進去後，我在木椅子上坐了下來，他則是坐在床沿。「還記得奧特加過世的時候嗎？」卡勒瑟斯問我。

「記得。他的離開，我很難過。」

「謝謝你。」卡勒瑟斯說：「奧特加對我來說太重要了。他過世之後，我實在不知道該怎麼辦，太可怕了。你當初的擔心一點也沒錯。只是我沒說實話。」

「什麼意思？」我回道。

「你不是問我有沒有輕生的念頭？」

「對，我記得。」

「我說沒有，但那是騙你的。」

「什麼？」

「但我後來有照你說的話做。」卡勒瑟斯繼續說道：「你說如果我心情過不去，一定要找人聊聊。」

「對，我確實這麼說過。」

「實在太丟臉了，我自己都不想承認，但是我當天連刀片都準備好了。」卡勒瑟斯說：「我根本不知道我在想什麼，我甚至真的割了一刀。」話說完，他舉起手腕上的傷痕給我看。「不過我忽然想起你說的話，趕快跑到護理站找人聊聊。剛好科恩醫師經過，我想他大概是看我心情異常沮喪，就問我需不需要找人談一談。」

「我們去了小房間。」卡勒瑟斯繼續說：「結果他幾乎陪了我一整晚。護理師不斷進來確認狀況，但他只是一次又一次地表示：『沒事！』我也忘了他幾點離開的，總之很晚。和他談完之後，我心情好很多。」故事說完，卡勒瑟斯人也放鬆了。「他沒跟你提過這件事嗎？」

「完全沒提過。」我說。

「科恩醫師最棒了。」卡勒瑟斯說道。

禮拜四開晨會時，凱特・亨利遲到了。

「不好意思。」她向眾人道歉，同時放下手中一整疊文件，坐了下來。

「在忙新病患的事嗎？」科恩關心地問道。

「他們禮拜一就要入院了。」凱特・亨利解釋：「我們最後再討論這件事吧。」

由於大家都急著想討論新病患的事，這天的晨會開得特別快。等到其他事項都處理完畢，所有人的目光再次聚集到凱特・亨利身上。見眾人準備好了，她便抽出最上層的資料夾，打開拿在手上。

「理查・凡・桑德特。」她這一念，幾位比較資深的醫護人員紛紛叫了起來。

「桑德特以前就住過C病房。」凱特・亨利表示：「大概是四、五年前的事了，而且當初就不是很順利。」

「他怎麼又回來啦？」帕蘭琪納悶道。

「老問題囉，」凱特・亨利說：「猥褻兒童。」

「怎麼說先前不順利呢？」科恩表示。

「他這人很髒。」項回道。

「根本是屎尿齊飛……」帕蘭琪附和。

「……這細節我大概不想知道。」我說。

「簡言之，就是用尿液和糞便攻擊人。」項最後解釋：「算是一種自我保護機制吧，讓人不敢靠近他。」

「不會吧！」科恩叫道。

「那就安排他接替威金斯的床位吧。」項說：「讓他跟史密斯同房。」

凱特・亨利接著打開第二份資料夾。「漢彌爾頓・莫班克。」她讀出病患的名字。「這位病患年紀較長，今年六十二歲，白人，無家可歸。我已經接到監獄打來的電話，說他躁進易怒。看來我們得做好準備。」

「他來之前，我會先備妥緊急藥物，」我說：「以防有個什麼萬一。」

「讓他和卡勒瑟斯同房吧。」項說：「我看卡勒瑟斯先前和奧特加處得不錯。」

「最後一位是德黃・紐曼，」凱特・亨利表示：「三十七歲，非裔美人，因為攻擊其他病患，從洛杉磯的州立醫院轉來。」

「呿，我們這裡攻擊其他病患的人多得是，怎麼不把他們也轉走？」科恩表示。

「應該是動到不該動的人。」凱特・亨利說。

我內心忽然一陣不安。「他是洛杉磯哪一帶過來的？」我問道。

凱特・亨利翻了幾頁紐曼的檔案之後，答道：「威洛布魯克。」

「聽起來不妙。」我說：「馬丁路德金恩醫院就在威洛布魯克，離華滋不遠。軍方的創傷外科醫師都會送到馬丁路德金恩學習槍傷相關知識，我自己就是在那裡度過住院時期。威洛布魯克那一帶都是黑幫分子，卡勒瑟斯的老家也在那裡。我怕會有些派系仇恨，所以紐曼要來的時候，記得要先請院警進來病房待命。」

討論完新病患之後，凱特・亨利將手邊的資料夾推到一旁。「這讓我聯想到另一個令人愉快的話題。」凱特・亨利說：「我們都知道最近這幾年政府預算吃緊，所幸到目前為止，我們還不用大規模縮編。」

「到目前為止？」科恩馬上抓到了關鍵字。

「是的，州政府已經正式通知法蘭西斯醫師，」凱特・亨利繼續說：「所有州立醫院的預算都將遭到刪減，目前還不知道幅度大小，但我們肯定要面臨縮編。」

「縮編……」拉森說道：「妳的意思是裁員嗎？」

「是的，我的意思就是裁員。」凱特・亨利說：「到時候會以年資為主要考量，所以我想我們都不用太擔心。」

「除了我以外……」我說。

「還有我。」科恩附和道。

「我在這待了二十五年。」凱特・亨利表示：「他們怎麼裁，從沒動到醫生頭上。」

「到時候再看看吧。」項說。

「第一批遣散通知應該很快就會寄出去。」凱特・亨利說：「到時候就知道了。」

隔天早上，我一打開辦公室大門，就發現桌上有一封信，上頭沒有郵戳。我將裡頭的信件取出，一看竟然是加州政府的官方信紙，還蓋上州長的簽名官印，信件內文如下：「因預算調整，台端於納帕州立醫院之職務將受嚴重影響，並自本年度六月一日下班後終止，特此告知。」

我將信件擺在桌上，走到窗前看著外頭被人遺棄的花園。**現在的我，也懂得花園的感受了**。我心裡想著，對自己笑了一笑。我知道不管什麼原因，只要能離開這裡，英格麗和約翰都會很開心。可是這一切多少還是有點羞辱人的成分，畢竟誰想被裁員？而且哪有裁醫生的道理？我讀醫學院這麼多年、工作這麼辛苦，可不是為了今天站在這裡給人裁員，但話說回來，這代表我再也不用躲著麥考伊，不用處理塞凡提斯和鏡架尖物的問題，也不用看著護理師被人當沙包打了。

就在這個時候，花園圍牆的另一頭，一隻華美的藍綠色孔雀一躍飛上牆頭，那綺麗的扇狀尾翼閃耀著太陽的光輝。只見牠抬起頭來，先是一聲仰天長嘯，接著好幾塊糞便就這麼在我面前應聲落下。見此情狀，我不禁哈哈大笑。

我拿著信，走到科恩的辦公室敲門。

「你收到信了嗎？」我問。

「什麼信？」

我舉起手中的信紙。「我要被裁員了。」我說。

科恩拿過信紙一讀，連忙表示：「天啊，怎麼會這樣？你接下來打算怎麼辦？」

「我也不知道。」我說。

回到家，我在門口車道上把信再讀一次。此時的我，終於搞清楚心中是什麼情緒了，那種感覺正是憤怒。

「我要被裁員了。」我說。

「什麼？」英格麗相當驚訝。我們先前在報上讀過加州政府財政吃緊的消息，也知道可能衍生裁員問題，但實際發生在自己身上，還是完全不一樣的感受。

「我今天早上收到裁員信了。」我說：「他們說我的職位會受到『嚴重影響』，嚴重影響？他們連**裁員**這兩個字都說不出口，還說六月一號下班之後，我就不用再到醫院上班了。下班？醫院哪有什麼下班時間？說這什麼鬼話？」

「要是我也會很生氣。」英格麗說：「處理成這樣，太難看了。你好歹是名醫生，憑什麼一封信就想打發你走？」

「可是，這是不是也代表你之後就不用再到蛾摩拉工作了？」約翰問道。

「是的。」

「酷！」約翰說。

「的確是解決了一個問題啦。」英格麗附和，稍微偏離她原本支持我的立場。「我們其實都很怕蛾摩拉，而且我覺得你也很怕，只是你不太表現出來就是了。」

「我才不怕咧……」我脫口而出的當下，就知道自己在說謊。「……我的意思是，有時候我當然會害怕，但有時候我並不害怕，而且被裁員並不能解決問題，只會製造更多問題。」

「那我們回到約翰的問題。」英格麗問：「被裁員不就代表你要脫離蛾摩拉了？」

「爸，這不是件好事嗎？」約翰附和。

我想起我第一天上班是怎麼通過層層安全檢查口的關卡，而我當天又是怎麼掉了鑰匙、誤觸警鈴，並且目睹麥考伊發狂的可怕。我也想起了湯姆醫生、科恩、項、韓考克、卡勒瑟斯、籃球賽，還有好多回憶。即便想了這麼多，被裁員究竟是好是壞，我還是答不出個所以然。

當晚就寢前，英格麗看見我盯著臥室窗外遠方的街燈。

「是什麼讓你這麼放不下？」她問道。

在那之後，我們暫時沒再談起裁員的事，家人知道我需要時間思考。一直等到禮拜六，當我和英格麗一起在新播種的菜園忙著，才再度提起這個話題。

「我想我可以當代理醫師。」我邊說邊翻起一鏟子的土。

「好主意。」正在照顧番茄幼苗的英格麗抬頭回道。

對許多醫生而言，代理醫師是相當普遍的就業選項，國內各地院所若有短期職缺，會先承包給代理機構，再透過機構找尋代理醫師。一般而言，短期職缺之所以出現，多半是原醫師放長假或者因故暫時無法工作，所以合約長度大都落在數週至數月不等。此類職缺在精神科為數不少。

「不過，這一帶應該還有其他正職機會吧！」英格麗接著說。

「我會四處找找。」我說。暫且不論情感，都要被裁員了，總得先幫自己找條退路吧。

第二十七章

所有人都想知道我腦子哪裡出了錯。媽的一群白痴，你們永遠也找不到答案……你們永遠也進不了這座城堡，就連大門也進不了。

——布蘭特·潤尼恩（Brent Runyon），《燃燒日記》（*The Burn Journals*）（潤尼恩為青年作家，同時替《美國生活》〔*This American Life*〕撰稿，曾於十四歲時自焚未遂）

「你那天也聽到凱特·亨利怎麼說了，他們一般不會裁醫生。」週一晨會，帕蘭琪這麼說。「把你們找來就夠困難了，怎麼還想趕你們走？」

「但我已經收到信了。」我說：「感覺木已成舟。」

「你算是加州政府的雇員。」莫娜蓬表示：「這種事很難說。他們寄出去的信，數量往往超過實際的裁員人數。」

「哪有人這樣做事啊。」我說。

「加州嘛。」科恩在一旁補充：「魔鬼終結者都能當州長了，還有什麼不可能？」

「他們不會裁醫生的。」帕蘭琪再次強調：「接下來應該會有什麼變化。」在場其他醫護人員也抱持相同意見。

此時，項快速翻了一遍黑色卷宗，然後轉頭看著凱特．亨利。

「院警隨時會帶人過來。」凱特．亨利表示：「今天只有紐曼會到。法蘭西斯醫生已經將另外兩位的入院時間延到明、後兩天。」

我們一走到走廊，就聽到開鎖的聲音。門一打開，只見一名三十七歲的高䠷黑人男子，在兩名院警的陪同下，輕浮地昂首闊步，不可一世地走進病房。他的臉上有一道六吋長的疤痕，一路自額頭經過眉毛，劃向臉頰。仔細一看，他沒有右眼。

我們還來不及正式見過紐曼，麻煩已經展開——就在邦班替他取下手銬時，卡勒瑟斯碰巧經過護理站前。他先是看了紐曼一眼，大喊一句：「他媽的！」然後立刻拔腿就跑。紐曼見狀，立即追了上去。院警和我只好跟著跑過去。

跑在前頭的卡勒瑟斯一經過一間小房間，連忙躲了進去，同時用力將門甩上，把自己鎖在裡頭。跟在後頭的紐曼，順勢用力撞了房門一把。

「你這狗娘養的！」紐曼用力搥打門上的小窗戶，狂吼：「我他媽的現在就殺了你！」

項一啟動警報，警鈴便開始大響。

一陣折騰之後，科恩與我已經滿身大汗，就這麼精疲力竭地靠在隔離室外的牆上喘氣。隔離室裡，綁在床上的紐曼不斷掙扎，弄得整張床跳上跳下，聽起來就像在水泥地上滾動的保險箱一樣，發出巨大的撞擊聲。在床與地板撞擊的聲音中，仍可聽見紐曼不斷喊著：「卡勒瑟斯，我不把你殺了，我誓不為人！」

此時，帕蘭琪手上拿著針筒，跟著項一起走進隔離室。等到兩人離開，嘶吼與撞擊聲逐漸消退。

「我去看一下卡勒瑟斯的狀況。」我對科恩說：「你在這裡盯著紐曼。」

隔著四間房的小房間裡，卡勒瑟斯仍然相當害怕。「我無法跟他待在同一間病房。」卡勒瑟斯表示，他的額頭上冒了好多汗。「我做不到，我寧願自我了斷。」

「我先打通電話看看。」我說：「讓我來想想辦法。我人會在護理站，你先留在這裡，記得把門鎖好。」

我打了通電話給法蘭西斯醫師，向他解釋眼前的兩難。「好，我們就把紐曼調走。」法蘭西斯一口答應：「我再研究看看他可以跟B病房的哪個病人互換。」

掛上電話後，我先和同事傳達紐曼可能會轉到樓上病房的事，再回到走廊。此時，紐曼已經靜下來，卡勒瑟斯也恢復了理智。

見我走進小房間，卡勒瑟斯再度焦慮起來。「拜託不要讓紐曼來C病房……」

「別擔心，」我說：「他被調到B病房去了。」

卡勒瑟斯嘆了一口氣。「那在走廊上遇到怎麼辦？在餐廳裡呢？他遇到我，還是可以找我算帳啊！」

這一切對我而言，既視感太過強烈。我和卡勒瑟斯彷彿又回到黑幫四竄的洛杉磯——源自洛城的黑幫，現在突然如癌症轉移般，蔓延到蛾摩拉來。

「你和紐曼之間到底發生了什麼事？」我忍不住問他。

「你也知道我以前是什麼樣的人。」卡勒瑟斯回憶：「當時我好一陣子沒吃藥了，又在吸毒，結果和紐曼的弟弟伊諾斯起了衝突。我也忘了到底是為了什麼，大概是毒品、女人一類的吧。總之，他講了幾句，我也講了幾句，結果一言不合，就跑到一座廢棄倉庫單挑。兩個人走進去，只有一個人出來。」

我又再次意識到卡勒瑟斯真的改變許多，但即使是改過向善的他，身上還是背了兩條人命。

「紐曼這傢伙一出現，肯定沒好事。」卡勒瑟斯繼續說：「我把伊諾斯打死的時候，紐曼人還在牢裡，等到他被放出來，我早就跑了。不過，這個仇他肯定忘不了。我很清楚，他遲早會找機會拿尖物刺死我。」

「我們會保護你的。」我說，自己也不太確定這話能不能信。不久，房外傳來院警護送紐曼上樓的聲音。等到確定人走了，我才陪卡勒瑟斯走回寢室。我心中那份列滿C病房潛在問題的清單上，如今又默默多了一筆「幫派鬥毆」。

當天下午稍晚，我從辦公桌上拿起幾份病歷，走回病房護理站歸檔。此時，大多數醫護人員都坐在護理站裡。

「各位男士，投飲料時間到了。」項透過廣播系統宣布：「投飲料時間到了！」在蛾摩拉，每區病房都有一個小房間鎖著幾台販賣機，每天開放兩次供病患使用，讓他們有機會花花政府每個月發的零用錢。只有這個時候，病患才會全數乖乖地離開房間。投飲料這件事通常由拉森負責，所以小房間的門通常也是她打開。

正當所有人朝販賣機的方向湧去，我們左手邊的走廊上，有個人影好像鮭魚洄游般，逆著人潮前進。仔細一看，原來是柏恩斯。此刻，他正低著頭，奮力轉著輪椅，朝走廊另一頭快速前進。離開人潮之後，他拐了個彎，全速進入另一道走廊。

我們立刻跟上去，沒想到一拐彎，就看見一臉睡眼惺忪的馬修斯正把房門打開，準備一腳踏上走廊。不過，他才走不過兩呎，柏恩斯已經衝到他面前，全力用輪椅把他撞倒在地。

此時，我印象中從未離開輪椅的柏恩斯，兩隻手在扶把上用力一撐，便從輪椅上站起來，接著伸手在椅墊底下摸索，抽出一把長長的金屬尖物，眼看就要朝馬修斯的腹部刺去。

馬修斯見狀，連忙用手抵擋。這一擋，鮮血頓時湧了出來。馬修斯看柏恩斯離自己不遠，於是穩住腳步，連忙站起來想要反擊。沒想到他正準備伸出雙手撲向柏恩斯的時候，一腳踩在地上的血漬，整個人向後滑一大跤。由於來不及用雙手緩衝，馬修斯的後腦勺就這麼碰的一聲直直撞向地板。

柏恩斯眼見馬修斯跌了個四腳朝天，便迅速滑著輪椅迴轉，沿著走廊撤退。項此時已經啟動警鈴。「我早告訴過你們，我這個人有仇必報！」柏恩斯離開現場時，丟下這麼一句。

我們立刻圍上前去協助馬修斯。暈頭轉向的馬修斯試圖把項和科恩兩人推開，想站起來卻站不穩。「操你媽的混帳，柏恩斯！」他怒吼：「看我怎麼打爆你的頭！」他向前走了幾步，搖擺幾下，再次跌跪在地上，汩汩鮮血自他的耳後冒出。

我們協助馬修斯在地上躺好，帕蘭琪便通知緊急醫療小組。不出多久時間，馬修斯就安靜下來，不再像剛才一樣猛地想站起身。我快速檢查手部神經是否受損的同時，護理師測量他的生命跡象。不到十分鐘，當初照料威金斯的同一組人馬便抵達現場。

但是馬修斯一被抬上擔架，再次憤怒起來。「你他媽的敢拿尖物刺我！」他一邊怒吼，再度試圖從擔架上站起來。還好一名緊急醫療人員立刻一把將他壓回原位。「你們這群混帳，我要把你們全殺了！」馬修斯被抬離現場時怒道。

「醫生，別擔心。」一位緊急救護人員對我說：「他會沒事的。」

聽他這麼一說，我的感覺竟然複雜起來。

不久，院警也抵達現場，進行全面調查，替在場所有人做筆錄。

「又見面啦？」勒文警探見到我時，調侃道：「你還真是麻煩先生呢！」

「你在說什麼東西啊？」我實在是受夠勒文了。

「哎呀，真抱歉。」勒文鬼笑了一下，「我忘了您的頭銜和一般人不同，怎麼會是麻煩先生呢。是麻煩醫生才對！」

對此，我選擇冷處理。輪到我做筆錄時，我照實描述我的所見所聞，以及採取的行動，不久，一位員警便用黃色膠袋封貼馬修斯的房門，另一位員警則找到柏恩斯，將他推走。柏恩斯經過眾人面前時，引來走廊上一片歡呼聲。

「醫生，祝你有愉快的一天！」勒文警探離開時對我說。

「你也是。」

我在護理站坐下來，想了一下柏恩斯剛才所做的事。我發現病房裡有許多較年長的男性，由於身材佝僂，手無縛雞之力，總讓人覺得他們和善又富同情心。就事實而言，的確如此。正如項說過的，病房裡有許多年長病患，早在蛾摩拉架起圍籬以前就入院了，但並非所有長者都是早年的病患。

有些長者犯下的罪行可不比其他人輕微，很可能犯下殺人和強暴罪。這些老傢伙並沒有因為年歲而增長智慧，只是馬齒徒增而已。柏恩斯剛才的行為就證明，這群老年人和院裡的年輕病患一樣，隨時都可能用尖物攻擊你。

接下來，我要說的這件事情很少人知道，卻是千真萬確——所有精神異常的病患中，只有三分之一真正患有精神疾病。更鮮為人知的是，雖然電影裡總是這麼演，但是患精神疾病的人並不會看見不存在的東西。關於這點，禮拜二才抵達的新病患恰恰是最好的證明。

精神異常主要包括四種症狀，幻聽、幻想、思考異常及行為異常。幻聽即聽見不存在的聲音。

幻想意指罔顧理性的執念。思考異常，則可能表現在語言文法的錯亂，或者自創新詞的行為，例如任意稱呼桌子為「席普格」，或無故押韻且無法停止——此即音韻連結現象（clanging），如「我今天要去店裡買東西，踢，瞇，吸……」。至於行為異常，則泛指各種不合常理的行為，譬如在大街上試圖以游泳方式前進、無故配戴用鋁箔紙製成的帽子、大熱天卻穿冬大衣出門等。

患者只要出現上述四種症狀之一，便屬於精神異常者，不少人同時具有兩種，甚至出現四種症狀。這些症狀一般稱為「積極」病徵，通常就是家屬、路人、警方最常注意到的症狀，可以透過抗精神疾病藥物控制，如哈泊度、安立復（Abilify）、再普樂（Zyprexa）、氯丙嗪（Thorazine）等。

另一個精神異常的潛在族群，事實上是受失智症所苦。失智症有多種形態，知名度各異，其中，阿茲海默症、路易氏體失智症、ＨＩＶ相關失智症及亨廷頓舞蹈症等較為常見。除此之外，近來更有所謂心血管失智症（由多發小型中風造成）及創傷後失智症（源自車禍、拳擊、足球、美式足球造成的腦部創傷），兩者時常出現於報章雜誌。

失智病患，特別是發病者，也會產生奇怪行為，甚至出現暴力及精神異常舉動。

最後，還有單純患有生理疾病，卻出現精神異常者。這些因生理疾病而出現怪異行為者，一般患有「譫妄」（delirium）。

譫妄是急性發作的症候群，常因嚴重感染、藥物或酒精戒斷、腦部腫瘤、低血糖、低血氧、顳葉癲癇及精神性藥物中毒而引發，多半會有生命危險。事實上，許多急診室醫師都能指出，世界上最瘋癲的一群人，就是患有嚴重酒精及鎮靜劑戒斷症者，或所謂的震顫性譫妄患者（delirium tremens，簡稱DT）。至於低血氧，可能由心臟病、肺炎、中風或肺栓塞造成，因素之多，不勝枚舉。

譫妄與精神疾病引發的精神異常，主要差異有二：其中之一，前者的異常症狀可能時好時壞，譫妄患者在一天之中，可能只有部分時候出現嚴重精神異常狀況，其他時間神智卻相當清明。一般而言，譫妄症狀通常在夜間較為嚴重，醫界稱之為「日落症候群」（sundowning）。反觀精神疾病引發的精神異常，其症狀不會隨著時間出現輕重的變化。

另一個差異之處在於，譫妄者多有幻視症狀，時常會揮打空氣、看見想像中的人物，或如文獻記載的，看見粉紅色大象。

精神科醫師時常必須診斷病患的精神異常，究竟是由急性譫妄症、失智症，還是精神分裂症所致。讓問題更複雜的是，精神疾病患者很可能會衍生譫妄現象。此外，精神疾病患者也可能先衍生失智症狀，再出現譫妄。[1]

底下的例子足以說明，現代精神科的實際狀況與一般人的想像相去甚遠，特別是醫院中的精神科更是如此——一名出現急性精神異常的患者，不只需要驗血，還得接受各種精密的身體掃描、X光檢查、複雜施藥、尿液篩檢及脊椎穿刺等醫療手段。在過程當中，精神科醫師必須做好準備，扮演船長的角色，將整艘船帶往正確的醫療方向。

禮拜二早上，我們幾乎還沒時間回想前一天發生的事，也還來不及整理自己的感受，院警已經帶著第二位新病患漢彌爾頓．莫班克抵達。莫班克是白人，有著一頭灰髮，身材高眺，神經敏感。和昨天一樣，他來的時候，我們才剛開完晨會。

只見兩名院警進入病房後，先回頭將大門鎖上，再拖著莫班克的手肘走向護理站。院警和項講了幾句話，便取下莫班克的手銬，然後簽妥交接文件。

「老朋友，祝你好運囉。」其中一名警察說完，便轉身離開。

項接著帶莫班克前往治療室。治療室裡備有血壓計、靜脈注射器及其他醫療器材。項先要莫班克坐在椅子上，而我則是準備測量他的生命跡象。不過，我才轉頭和項閒聊幾句，莫班克人就不見了。

我衝出門外找人，差一點沒把站在治療室門外的莫班克撞倒。此時，他正興奮地比手畫腳，高聲地語無倫次。

「準備B52轟炸機。」我對項表示。

「知道了。」項說。

科恩聽到吵鬧聲，也跑過來，和我一起將莫班克押回治療室。

「你爬希桑榮譽……」莫班克邊吼著，邊回頭向後張望，同時揮舞一隻拳頭。

1 譯註：此段落中，「精神異常」（psychosis）與「精神疾病」（mental disorder）的差別非常重要。由於中文乍看非常近似，恐怕讀者搞混，有必要加以說明。「精神異常」即一般所說的「發瘋」，其症狀如幻聽、幻想、行為異常等；「精神異常」的成因有許多，譬如上文所說的失智症、譫妄等，都可能導致精神異常。至於「精神疾病」，泛指確切的臨床疾病，譬如精神分裂症，與失智症和譫妄一樣，同為導致「精神異常」的成因。故「精神異常」與「精神疾病」兩者互為表裡，前者為果、後者為因，不能混淆。

莫班克接受注射之後，又胡言亂語一會兒才安靜下來。後來，只剩下我和項留在治療室裡。

「先生，請問你知道你人在哪裡嗎？」我最後開口問莫班克。

「尼蘭哈囉！」莫班克回答。

「你知道今天幾號嗎？」我繼續問。

「今天是五月十四號。」莫班克竟然給了正確答案，我和項兩人不禁對望一眼。

「美國總統是誰？」

「巴拉克·歐巴馬。」莫班克說完，一腳站了起來，好像要驅趕蜜蜂一樣，雙手在頭部四周揮舞。「可惡的木標爾斯！」他又開始語無倫次，咕噥著坐下。

「他應該沒瘋，」項說：「只是生病了。」我很確定莫班克是受譫妄症所苦，可能同時還受到痴呆症和精神疾病的影響。

「我負責聯絡郡立醫院。」我說。

十分鐘後，郡立醫院的維佐醫師，也就是我到院第一天受傷時幫我縫傷口的醫師，回了電話。聽我說完莫班克的狀況之後，她也同意我的看法，認為情況可能相當嚴重，應該讓莫班克住院接受治療。她也表示郡立醫院會一次進行所需的檢查，包含抽血、核磁共振、胸腔X光及脊椎穿刺，確保莫班克只要挨一針就好。不過當務之急，還是要先把莫班克送到郡立醫院。

我表示沒問題，不過維佐此時卻猶疑起來。「我們昨天看見馬修斯了。」她最後表示：「被你們病人攻擊的那位。你們那邊一切還好嗎？」

話。

「一切還算正常。」我回道。

「聽說你們院裡在裁員。」維佐關心道。

「沒錯。」

「辛苦了。」維佐說：「不過幸運的話，他們會裁到你也說不定！」

「其實我這次的確……」我話還沒說完，就聽見話筒另一邊傳來急救警報，維佐立即掛上電話。

隔天早上，第三位病患桑德特同樣也是在晨會結束之後，被院警送來。桑德特是白人，身材魁梧，年四十許，歷盡滄桑。他走到護理站之後，自己伸出雙手，讓邦班把手銬取下。手銬取下之後，桑德特揉了揉手腕，雙手扠腰環視病房一周。「真不錯，又回來了。」他說。

桑德特的入院流程跑得久了一點。項先幫他量心跳血壓，我則是快速進行訪談，接著再回辦公室，將他的用藥、飲食及一般指示等資訊輸入電腦。當天稍晚，我為了確認一切都打點好了，再次回到病房。

正當我打開病房大門，裡頭忽然傳來女性尖叫聲。我迅速跑到病房走廊上，只見帕蘭琪身上的罩衫溼了一大片，正朝護理站飛快跑去。

「是尿！」她抱怨：「這個混帳桑德特！」

帕蘭琪推門進入護理站，立刻跑到水槽前。莫娜蓬見狀也上前幫忙，項則是從洗衣車拿了一套新的病人服。

我到桑德特的寢室一看，發現滿地都是尿，只見桑德特臉上帶著微笑，以雙手枕著頭，自在地躺在床上。我一進門，他便轉過頭來。

「早告訴她別進來了。」桑德特說：「這菲律賓來的，我上回就遇過了，笨女人就是聽不懂人話。」

一整週的混亂，到了週四算是告一段落。當天，因為紐曼的關係，B病房竟然把卡麥隆．帕森斯這位院裡最惡名昭彰的病患給送來。十年前，帕森斯在公車站持槍攻擊陌生人。他的說詞是：「那些人都是帕溫計畫的一分子。這群和耶穌一同降臨的人，必須被毀滅！」

當天下午，我和帕森斯進行面談。他坐在床沿，我坐在椅子上。他舉止有禮，談吐聰穎。我向他自我介紹時，他甚至說：「我很榮幸認識你。」

接下來十分鐘，我問了帕森斯的個人經歷，包括出生地、成長地、接受的教育等，又聊到了他在蛾摩拉的日子。「還過得去啦。」帕森斯回答：「當然不能算是理想，可是至少在這裡，帕溫教派的人動不到我。」他忽然頭一歪，瞇起眼來打量我。「你該不會是他們派來的吧？」

「當然不是，我只是這裡的醫生。」我說。根據帕森斯的病歷，整個帕溫教派，包含教派歷史、中心信仰及其最終陰謀，都是帕森斯自己精心編造出來的幻想。他為了阻止這個不存在的教派，時常採取實際行動，傷及他人。

「最好不要讓我發現你是帕溫教的。」他說：「如果要查，我一定查得出來。」

「你是在威脅我嗎？」我站了起來。

「你要怎麼想隨便你。」帕森斯表示：「我不能讓你們這些帕溫教徒為所欲為。」他的眼神毫無半點閃爍。「我想你很清楚，要阻止你們，我絕對辦得到。」

帕森斯話一說完，也站了起來，同時挺起了肩膀。此時的他，看起來比先前高大許多。見此情況，我快速找了藉口離開，同時在離開的路上，不斷回頭查看他是否追了上來。快步走回護理站之後，我想到我第一次和布德羅見面的情況。想想這段時間以來，我確實進步了不少。至少現在的我，不會再傻傻地站在離房門較遠的地方了。

第二十八章

但我的骨頭說：「泰勒．克萊蒙提跳進哈德遜河時，一心以為自己孤獨一人。」

我的骨頭說：「寫詩吧。」

——取自安德烈亞．吉卜森（Andrea Gibson）的部落格文章〈瘋狂花瓶／營養師〉（The Madness Vase / The Nutritionist）

三位新病患全數到院後，C病房顯得躁動不安，同時我家裡的狀況也有些不穩定。

「開始找工作了嗎？」週五晚餐時，英格麗問我。

「目前看了幾份期刊，」我說：「也上網找了職缺，不過還沒有什麼進展。」

餐桌上靜默無聲。

「實在不想再害你們搬一次家。如果……」我說。

「爸，要搬也沒關係啊。」約翰脫口而出後，才發現他打斷了我的話。「啊，不好意思。」

「如果我有辦法，我真的不想再讓你們搬家了。」我重新把話說完。

英格麗忽然站起來。「有人想吃點心嗎？」

星期六下午，英格麗一個人在車庫裡，整理搬家後還沒拆封的幾個箱子。約翰跑到西恩・韓森家裡玩。至於我，則是上樓繼續找工作。

我在網路上漫不經心地四處瀏覽，偶然連到一個網頁，上頭的標題寫著「徵精神科門診醫師」。點開來一看，文案寫著「想在天堂般的環境工作、生活嗎？誠徵北加州精神科門診醫師」。我看了一下旁邊的地圖，發現這份工作的地點就在二十哩外的卡利斯托加（Calistoga）。

我忽然興奮了起來，心中馬上閃過一個念頭：**我再也不用看到麥考伊了！**這麼一想，我的心情頓時輕鬆了起來，連我自己也深感訝異。麥考伊這個人就像硝酸甘油一般，處理起來不管再怎麼小心翼翼，免不了有一天會出大事。

我忽然清楚意識到，C病房裡的多數人，不管是麥考伊、布德羅、桑德特，還是塞凡提斯，甚至卡勒瑟斯，其實都是如此。不管你自以為再怎麼瞭解他們，以為自己畫下了什麼樣的界線，或是建立起什麼樣的連結，又對自己說了什麼謊來自我安慰，事情總有一天會出錯。畢竟這群人的手上沾過鮮血，殺人確實會改變一個人。正因如此，才有蛾摩拉這樣的地方。這些人就像會走動的炸藥，當他們爆炸時，絕對是躲得愈遠愈好。

不過，如果抱持這種心態，路一定走不遠，所以人們開始說服自己對這地方有感情，什麼說法都好。像我如果離開了蛾摩拉，會想念卡勒瑟斯、布德羅（正常時候的他），也確實想念起麥可・

湯姆林了。此外，要和科恩、項及其他護理師說再見，也的確不容易。

說了這麼多，還是找新工作比較實際。我看著剛才那份徵人啟事，愈發期待地詳讀細節，看樣子是非常適合我的工作。我站起身來，準備下樓和英格麗分享。

她坐在車庫角落的椅子上，一旁有兩只空紙箱、幾團揉皺的舊報紙，還有三疊剛從箱子拿出來的書。她的腿上擺著一份平整的報紙，讀得出神，等我走到她身邊，她才發現。

「啊，怎麼沒聽到你進來？」英格麗的臉色蒼白。

「妳還好嗎？」我站在她身旁問道。

我仔細一看，才發現擱在英格麗腿上的是一份二〇一二年十二月十五日的地方報紙頭版，上頭印著亞當．蘭薩（Adam Lanza）的肖像。

二〇一二年十二月十四日早晨，在康乃狄克州新鎮（Newtown）郊區，背景複雜、喜好槍枝的亞當．蘭薩手持點二二口徑的 Savage Mark II 步槍，朝躺臥在床的母親連開四槍。五十二歲的南西．蘭薩（Nancy Lanza）本身為槍枝愛好者，不只常帶亞當到鄰近靶場，甚至親自教導他使用槍枝，犯案的那把步槍即為南西所有。

蘭薩犯案時，除了身穿口袋放著備用子彈的綠色背心之外，一身黑色裝束。此外，他還模仿一九八八年在ESL公司加州晴天谷（Sunnyvale）總部屠殺七人的里察．法里（Richard Farley），塞上耳塞。

蘭薩射殺母親之後，換上 Bushmaster XM-15 EZS 半自動衝鋒步槍、Glock 十毫米手槍、Sig

Sauer 九毫米手槍，以及另一把備用槍（全部為南西所有），駕車前往他短暫就讀過的山迪胡克小學（Sandy Hook Elementary）。他先開槍破壞玻璃大門闖入校園，接著走進一間一年級教室，開槍射殺裡頭的師生。

校長道恩・霍許布朗（Dawn Hochsprung）、駐校心理師馬莉・雪拉赫（Mary Sherlach）及副校長娜塔利・哈蒙德（Natalie Hammond），驚聞槍響後，立即前往教室查看，與蘭薩正面衝突。槍林彈雨中，霍許布朗與雪拉赫不幸遭擊斃，哈蒙德因為躲至教室門後，撿回一命，但足部、腿部、手部等仍有多處槍傷。當天的代課老師蘿倫・盧梭（Lauren Rousseau）試圖將教室裡十四名六歲小朋友藏在教室後方的廁所，最後十五人中僅一人幸免於難。蘭薩屠殺十四人後，前往第二間二年級教室，將六名躲藏在桌下的學童全數擊斃，該班教師莉・索托（Leigh Soto）以肉身保護學生，亦遭槍擊身亡。

負責特殊學童的教師助理安・瑪利・莫菲（Anne Marie Murphy）死亡時，懷中仍緊抱六歲的迪蘭・哈克里（Dylan Hockley），兩人雙雙在事件中命喪黃泉。至於到職僅一週的教師助理蕾秋・達維諾（Rachel D'Avino），同樣因為保護學生，慘遭蘭薩槍殺。

案發的五分鐘裡，蘭薩一共朝山迪胡克小學的師生開了一百五十四槍，其間數度停下來更換彈匣。此外，蘭薩犯案時，對每個人不只開一槍。年僅六歲的諾亞・波斯納（Noah Pozner）即身中十一槍，整起案件共造成二十名學童、六名成人身亡。

警方抵達時，蘭薩手持十毫米 Glock 手槍，飲彈自盡。

亞當・蘭薩的心理狀態自始至終未有定論。年幼時，他曾被診斷出感覺統合障礙（sensory processing disorder）；然而，醫界對此障礙的定義不全，同時欠缺科學實證。之後，他被診斷出患有亞斯柏格症（自閉症的一種）；案發後，也有不少人推測蘭薩患有妄想型精神分裂症（paranoid schizophrenia），但始終未發現相關醫療紀錄。

蘭薩沒留下遺言，犯案前也將電腦硬碟銷毀。然而，警方搜索蘭薩的住所，並詳細調查其線上活動後，卻發現蘭薩的失控行為早就有跡可尋。

首先，蘭薩沉迷於線上射擊遊戲「黑色風暴」（Combat Arms）。據警方統計，蘭薩共完成四千九百零一場遊戲，殺戮人次達八萬三千四百九十六人，其中兩萬兩千七百二十五次為爆頭格殺。此外，蘭薩還會細讀維基百科上大宗殺人相關頁面，一旦發現錯誤，再細微也會改正。同時，他曾揭露自己對點三二口徑自動槍枝有戀物癖。

警方在蘭薩的房裡間發現一張七呎乘四呎的表格，以十三級大小的字體詳細記載多達五百件謀殺案的已知細節，包含犯案者、受害人、使用槍枝類型、槍枝型號、槍枝序號等，全數羅列。表格規模之大，讓警方不得不以特殊印表機處理。有關當局後來也推論，南西・蘭薩生前應該已經知道表格的存在，也知道兒子的精神狀況愈來愈不穩定。

我站在英格麗身旁時，忽然想通了一件事——如果亞當・蘭薩當初沒自殺，他今天很可能會被關在蛾摩拉這種地方，由另一個像我這樣的人負責治療。事實上，他和我手上的病患沒有太大的不同。如果他是我的病患，我現在甚至很可能會替他說話——說他其實人沒那麼壞，不只擁有百科全書般的知識，還相當敬老尊賢。搞不好我會和他暢聊美式足球，在走廊上也會和他碰拳打招呼。

仔細想想，他可能會在我的籃球隊上，我也會幫他取個綽號，常常和科恩討論他。當然，我也有可能要其他醫護人員小心。如果他開始護送艾蜜莉．卡爾斯泰，我會相當不安。

當然，卡爾斯泰可能會像之前替麥考伊解釋一樣為蘭薩開脫。我想當初蘭薩的母親，也是如此替兒子找藉口。

我們都會說，事情本來就是這樣。等到有人喊出聲來，等到警報被啟動，等到有人因此受到嚴重傷害，我們才會發現事態嚴重。直到此時此刻，我想要做的，不過就是以恰當的方式表達一件事情：這些人的人性是如此無可否認，而且忽略暴力的存在又是如此簡單。每當我稍稍思考，就會發現蛾摩拉的問題正在於此——照護瘋狂罪犯的方法，不應如是。

英格麗將報紙摺好，放在一旁的工作檯上。

「我知道你在醫院要面對的就是這種人，」她說：「但我也試著不要想太多，詹姆斯．荷姆斯的照片和報導，我是無意間看到的。」

「這是亞當．蘭薩。」我說。

「誰能來管管他們呢？」英格麗問道：「天知道這種事每個禮拜都在發生，而且每次同樣的事情一再上演。報上登的都是殺人犯的可怕照片，絕對不會有受害人，一定都是槍擊犯的照片。然後，就會有人開始大聲疾呼，說要厲行槍枝管制，要強化精神健康治療，然後再附上一篇文章介紹何謂法律上的精神病合法辯護。然後就沒了。就這樣，從來不會有任何實質的改善。」

禮拜一早上進入病房前，我先進辦公室收 email，卻沒有裁員的相關訊息。然後，項和科恩就出現在門前，說凱特．亨利看卡爾斯泰收假回來了，要大家在病房大門外集合。我一聽，心便往下一沉，因為我知道會發生什麼事。想想我也好一陣子沒想起麥考伊和酵母釀酒事件了。

走在走廊上，我們都沒說話。來到病房門口，只見凱特．亨利一身套裝，一旁是穿全套制服的邦班，還有著深色長褲、灰色夾克配深色領帶的勒文警探，夾克口袋上別著銀色警徽。

卡爾斯泰一看到我們，就知道發生什麼事了。當凱特．亨利表明來意，她反而如釋重負。進到會議室裡，勒文告訴卡爾斯泰麥考伊全招了，按勒文的說法：「麥考伊已經把妳給賣了。」卡爾斯泰一聽，大方承認兩個人互相幫忙，酵母就是她提供的。接著，勒文向卡爾斯泰解釋，酵母是釀酒不可或缺之物；項也補充說明，C病房的病人沒喝醉時已經夠難管了。

勒文告訴卡爾斯泰，雖然攜帶酵母進入醫院並不構成犯罪，但卡爾斯泰必須離職。此時，邦班已經準備好護送卡爾斯泰離開。

「很抱歉讓各位失望了。」卡爾斯泰與院警一同起身時，對我們說：「但是可以離開這裡，我並不感到遺憾……」

當天晚上回到家裡，我收到一封突如其來的 email，內容如下：「席格醫師您好，敝院已經詳閱台端的求職申請，望能詳談，煩請盡早回覆聯絡。」署名是古德薛波醫院（Good Shepherd

Hospital）的安東尼・魯德佛醫師。

我簡短回了信，並抄下對方的電話號碼，打算明早立刻聯絡。

「我那天看到的那份工作有下文了。」我告訴英格麗：「是卡利斯托加的古德薛波醫院。我明天就打電話過去。」

「他們開的是什麼職缺？」

「住院病房主任。」

「該不會又是司法體系的病房吧？」

「是一般病房啦。」

「所以關的就不是真正的瘋子，而是一般的瘋子囉？」英格麗問。

「沒錯，是一般的瘋子。」我笑著說。

第二十九章

要是我誠實告訴你我心中的想法，你永遠也不會讓我離開這裡。

——愛蜜利．安得魯斯（Emily Andrews），《化身機器完全手冊》（*The Finer Points of Becoming Machine*）

隔天早上上班時，我從襯衫口袋裡拿出魯德佛的號碼，用辦公室的電話撥出。電話接通後，另一頭傳來祕書瑪麗的聲音，我表明來電是為了詢問精神科職缺。由於我之前在線上送過申請，瑪麗馬上就知道我的身分，並且表示很高興接到我的來電，魯德佛醫師非常想和我會面。於是，我們約了當天下午在卡利斯托加的古德薛波醫院見面。

掛上電話，我看了一眼時間，發現晨會已經開始，只好衝出門朝病房跑去，迅速進入會議室。道過歉後，我和眾人提起剛才安排好的下午面試。大家一聽，都重重嘆了一口氣。

我看了一圈在場的人，問道：「蘭迪呢？之前每次晨會他都在，今天怎麼沒看到人？」會議室裡只有他的椅子是空的。

「我也不知道。」項跟著環顧了會議室一圈。「也沒接到他的電話。」

大家和項對到眼的時候，都聳聳肩。「我打去他家裡問問看好了。」帕蘭琪說：「也許睡過頭了吧。」

接下來，晨會快速進行。由於昨晚沒發生什麼事，報告事項並不多，一安排好當天的工作計畫，會議就告一段落，我也沒再提去古德薛波面試的事。

我巡視了病患，更新完病歷，和科恩一起午餐，之後使用了一下電腦。最後，我和B病房的醫師說我下午三點要提早下班，就開車離開蛾摩拉。

卡利斯托加位於納帕谷北緣，坐落於起伏的山丘之中，保留了許多十九世紀建築。率先開墾當地的，是著名的摩門教拓荒者山姆．布列南（Sam Brannan）。不過，當初的拓荒小鎮如今已經成為度假勝地；原本大街上一家又一家的酒廊、酒吧與火車站，現在已經由高檔餐廳、藝廊與精品店所取代。古德薛波醫院坐落於卡利斯托加的外緣台地，俯看著美麗的納帕縱谷。我將車停好之後，不禁駐足欣賞眼前令人驚嘆的美景。

魯德佛醫師和我在大門口碰面，六十歲的他身材清瘦，非常親切。在他的帶領下，我終於走進這座占地遼闊的現代精神病院。院裡，護理站的電腦螢幕一閃一閃，水槽也亮得發光，醫護人員臉上全掛著微笑。魯德佛醫師向我介紹了卡利斯托加生產的世界級葡萄酒、當地的五星級餐廳，還有古德薛波的醫護人員退休制度和未來的展院計畫。

魯德佛表示，醫院需要的是具前瞻性、願景，能帶領精神科走向未來的人才。他覺得我很適合這個職位，讓我受寵若驚。除此之外，我們還談了薪資、夜間在家待命制度，以及到職日等問題。一切聽起來都非常棒，我也如實地告訴魯德佛我的感受。

「古德薛波醫院收司法體系的病人嗎？」我問。

「我們不收。」魯德佛表示：「這樣才能吸引到像你這般從納帕州立醫院投誠的醫師嘛。」

最後我說我得多加考慮，也必須和妻子討論，大概一週內可以答覆。魯德佛聽完，給了我一張名片，要我到時候直接和他聯絡就好。我點點頭，離開了古德薛波醫院。

快要走回停車處時，我突然發現這間醫院似乎少了點什麼東西。我站著環視四周，想了想，答案忽然浮現——古德薛波醫院沒有警報。我在裡頭待了兩個小時，安安靜靜，一次警報也沒有。

「面試如何？」回到家後，英格麗關心道。

「什麼面試？」我故意打趣道：「等一下。我的天啊！面試是今天嗎？」

我這玩笑一開，英格麗立刻知道一切相當順利。「恭喜啦！」她說：「晚餐時再詳細說給我們聽吧！」

大家都坐好之後，我開始分享今天面試的過程。「對方確定要找我過去了。」我這麼一說，英格麗和約翰兩人都興奮起來。

「你會答應嗎？」英格麗問。

「我跟他說我下週會再打給他。得和你們先談過才行嘛。」

「這工作太完美了。」英格麗說，約翰也同意。

「好啊，這代表我下週就要失業囉！」我說。

「你的意思是，你決定要去古德薛波了嗎？」英格麗再次確認。

「是的，」我說：「我想我已經決定了。」

如此倉促地離開蛾摩拉，本當會造成同事不便，但這個問題大家暫時還沒時間討論，因為禮拜二蘭迪還是沒來上班，而且不只人沒來，連電話、簡訊、email 都沒回。到了禮拜三，眼看蘭迪還是不見人影，帕蘭琪決定親自跑一趟他家。結果敲門也一樣沒人回應。

到了禮拜五晨會時，除了蘭迪，連凱特・亨利和科恩的椅子也空著。兩人後來才面色凝重地出現。

「蘭迪被捕了。」凱特・亨利表示：「他不會回來了……」

聽聞此消息，帕蘭琪和莫娜蓬倒抽一口氣，拉森則是沒什麼太大的反應。我的心一沉，問道：「發生什麼事了？」

「你去年夏天不是目擊過一樁香菸交易嗎？」科恩將身子向前傾。「然後，除夕前一天，你不是又看到一次，就是院警要我們保密的那次？」

「當然記得。」

此時，大家的視線全轉向蘭迪的空位。

「所以……所以是他？」我相當驚愕。

「很不幸地，就是他。」凱特・亨利答道。

我忽然感到胃中一陣翻騰。「他是我們最好的技術員……」我說：「根本是一家人了。」

眾人一片靜默。

「整件事情是凱特・亨利發現的。」科恩表示。

「上次你正式上報案件之後，」凱特・亨利開始細說從頭：「我、警長艾利克森和勒文警探三人討論過後，擬定了一個計畫。我還找了科恩幫忙。」

「我們放出假消息，說我這裡有香菸要脫手。」科恩表示：「結果很快就有人來打探，不久就有人上鉤了。」

「我們本來就知道是自己人，」凱特・亨利說：「所以想設下陷阱，守株待兔。」

「我在約好的地方等著。」科恩說：「勒文警探和邦班在一旁隨時支援。不久之後，一輛深藍色的本田Acura出現了。沒想到車一停妥，走下來的竟然是蘭迪，當時他身上還帶著三千美元。」

「不……」我說。

「我們也很難過，」凱特・亨利說：「但香菸確實是蘭迪走私進來的。在院裡，香菸可說比海洛因還危險，天知道有多少人為了香菸動手，又有多少人因此挨揍。」

我想了一會兒。「好，所以香菸是蘭迪走私進來的，那買方呢？我當天看到的是誰？」

「不知道。」凱特・亨利說：「蘭迪不肯招。」

我想起當初和勒文警探的一段對話。「肯定是院裡的病患。」我說。

「這我們也知道。」凱特・亨利說。

晨會之後，我和科恩留在位子上。「勒文警探告訴過你，有一段圍欄上沒有鐵絲網嗎？」

「有。」科恩答道：「後來勒文還發現病房後面有扇地下室窗戶沒關，那扇窗就藏在雜草後面，大小剛好夠一個人進出。」

「病患買香菸的話，」我說：「應該不會從那扇窗進出才對，因為地下室的門和病房一樣會上鎖，除非你有安全檢查口的鑰匙，不然行不通。」

「那麼誰手上會有安全檢查口的鑰匙呢？」科恩反問道。

「難道你認為還有其他醫護人員涉案？」我說：「負責開地下室的門？」

「沒有別的解釋了，」科恩說：「除非某個病患的手上真的有安全檢查口的鑰匙。」

「可是有鑰匙的話，就代表這個人可以自由進出我們的辦公室、護理站跟藥物室！」我說。

「別忘了還有病房大門跟院區大門……」

「所以照理說，我們不可能讓這種事發生，對吧？」我說。

「你之前有沒有收過一封 email，內容是在說有人把鑰匙放錯地方？」科恩問道。

我的確收過這封 email，鑰匙放錯地方這種事常常發生。「可是後來不是都找到了？」

「你想想看，鑰匙還沒找到的那段時間，有心人士大可把鑰匙拓印在肥皂上，再讓另一個人把肥皂帶出去。」科恩說。

「然後就可以在外頭打一組新的鑰匙！」我順著科恩的思路推測：「然後再帶回院裡。」

「想想看，如果一包香菸能賣兩百塊美金，那麼出入蛾摩拉的整串鑰匙，你覺得可以賣多少？」

「光想就覺得可怕了！」我說。

「可怕還不足以形容！」科恩回道：「不過你也不用擔心這些了。」

「為什麼？」

「你不是要走了嗎？」

離開會議室後，我們離開病房，走上外頭長長的走廊。

「所以沒有人逃出圍欄嗎？」我問。

「看樣子應該沒有。」科恩說。

我想起那天晚上直升機在空中盤旋的畫面，還有英格麗擔心受怕的樣子，約翰尤其受到影響。我也想起當天晚上勒文警探連珠砲般的訊問。「蘭迪這樣也算是罪有應得。」我說。

我們一路走到辦公室。

「老兄，臥底辦案是吧？」我邊說邊從口袋裡拿出鑰匙。「真不簡單哪，請受我一拜！」

「拜託，我最愛這種事了。」科恩說：「這你又不是不知道。」

開了辦公室的門，我又想到一件事。「勒文一開始真的懷疑是我對不對？」我問道。

「那天看到下車的人不是你，他好像真的有點失望。」科恩說。

禮拜一一到，我在蛾摩拉的最後一週正式開始。開車上班途中，我想起了古德薛波醫院，驚覺距離上次和魯德佛談話已經匆匆過了一個禮拜，等會一到辦公室，得先打通電話給他才行。我瞥了一眼後照鏡中的自己，說道：「你總算做了一件聰明事！」

進入辦公室後，我立刻拿起電話，同時在襯衫口袋中摸索魯德佛的號碼。沒想到，我剛把名片擺在桌上，警鈴就響了。我衝出辦公室，跑向C病房。

跑到一半，科恩和另一個從沒見過的人越過我，率先將病房大門打開衝進去，我緊跟在後。護理站前，布德羅正用力拍打著窗戶，只見玻璃開始彎曲變形，似乎就要碎成一地。

「你們這群吸血的賤貨！」布德羅對醫護人員狂吼。「我他媽的要把你們全殺光，看我怎麼搞死你們！」

布德羅向後退一步，緊接著發動最後一波攻擊。科恩看一眼那新來的傢伙，還有從另一頭跑來的項，只見新來的說：「上陣囉！」三人便一同衝上前去，像在打美式足球一樣，朝布德羅撲擊，兩人在上，一人在下。這一撲，布德羅登時和砍倒的樹木一樣，應聲倒地。

眼見此況，我也上前幫忙，負責壓制布德羅的一隻手。護理站的女性工作人員看到布德羅已經倒地，紛紛跑出來，撲疊在他身上。此時，病房大門打開，只見B病房的人也趕來加入混戰。「吸血賤貨！」被壓在最底下的布德羅仍然持續怒吼著。

警方抵達時，我們和布德羅已經進入消耗戰；他動不了，我們也離不開。院警於是和美式足球教練一樣，一個一個把球員拉開，直到布德羅的雙手終於露出來，才趕緊替他戴上塑膠索帶。

雙手綁住之後，警方又花了更多力氣，綁住布德羅的雙踝。「你們這群吸血賤貨！」布德羅持續喊著。

眼見帕蘭琪張羅了一支針筒，項、科恩和新人負責壓制布德羅的上半身，我負責固定雙腿，讓帕蘭琪從臀部替他注射。注射完成後，我們四人繼續堅守壓制崗位，大約過了五分鐘，布德羅的吼叫和掙扎才慢慢退掉，等到他終於冷靜下來，院警便割開腳踝的索帶，讓眾人攙扶他前往束身室。

事情告一段落，所有人都回到護理站，科恩、新人和我找了位子坐下來，休息喘口氣。

「你好，我是席格醫師。」我自我介紹。對方年近三十，身材精實，有著電影明星的帥氣長相。

「抱歉抱歉，剛才沒機會介紹兩位認識。」科恩說：「這是法蘭克．M．威爾，他是新來的心理師，接下來一個月會跟著我見習。」科恩轉向威爾：「這是我們病房的精神科醫師席格。」

我和威爾握手。「很高興認識你。」我說：「歡迎來到C病房。」

「很榮幸可以在這裡服務。」威爾表示。

「你的中間名M是什麼名字的縮寫呢？」我問。

「Mays，梅斯。」威爾答道。

「是紀念棒球員威利．梅斯（Willie Mays）嗎？」我說。

「哈哈，難道還有別人？」威爾笑著回答。

「所以他們現在雖然在裁員，但也在雇用新人？」我向科恩表達疑惑。

「這地方哪有什麼事是講邏輯道理的？」科恩聳聳肩。

因為剛才的事件，今早的晨會晚了點才開始，眾人也略顯疲憊。項坐在會議桌的主位，手裡同樣拿著黑色卷宗。今天最晚抵達會議室的是科恩和威爾，威爾才坐下來，帕蘭琪和莫娜蓬不約而同地深吸一口氣。

會議開始前，項先向威爾介紹在場的所有人，每叫到一個人的名字，威爾便點點頭回應。「最後這位是梅西．莫娜蓬，病房裡的護理師之一。」項表示。莫娜蓬先是笑了笑，然後看著帕蘭琪說：「我們團購的帥哥終於送來了！」她這麼一說，所有人都笑出來。

晨會上首先討論的事項是方才的布德羅事件。「是什麼事情讓他氣成這樣？」我問。

帕蘭琪搖著頭說：「今天早餐時我沒看到他，等到餐廳快關門，他人還是沒來，但布德羅這個人是從不錯過早餐的。所以，我就到寢室看看是不是發生了什麼事，結果他只看了我一眼，就在那裡吸血鬼來吸血鬼去的，我差點就來不及躲回護理站。」

「他那可怕的眼神又來了。」莫娜蓬說：「他每次發作，眼神都會變成那樣。」

莫娜蓬口中的可怕眼神，我到院第一週就親身領教過，後來籃球賽的時候也經歷過。

「這傢伙是什麼毛病？」威爾問道。

「你還真問倒我了。」我說。

晨會結束後，我回到辦公室撥了電話給魯德佛，電話響了兩聲後接通。我表示已經和太太談妥，仔細考慮後，我決定欣然接受這份工作。

「太好了！」魯德佛樂道：「我會請我的祕書瑪麗把醫療人員的資格表盡快給你。今天就會寄出去。」

「太棒了！」我說。

「歡迎加入古德薛波醫院！」

第三十章

就算是精神病患者，也是有感情的……可是，也有可能沒有。

——里察．拉米列茲（Richard Ramirez，人稱「夜隨者」，一九八〇年代於大洛杉磯與舊金山地區闖入多處民宅，隨機殺害十三人，獲判多重死刑。二〇一三年六月七日，等待死刑執行的拉米列茲在歷經二十四年的牢獄生活後，因癌症死亡）

我在蛾摩拉的最後一週，過得相當平靜。對我來說，這是用來總結、整理、淨空心情的日子，要釐清許多還沒摸索清楚的感受和情緒，不過同事們倒是非常具有蛾摩拉精神地照常工作，不受影響。

禮拜二的晨會上，我們從這兩天情況較有起色的布德羅開始討論。接著項一如往常一一念過所有病患，念到誰大家就補充意見。等到念完了，晨會也告一段落。

「他們以前真的沒有裁過醫生。」莫娜蓬在晨會結束前重複：「一定會有轉圜的。」

「可是我已經找到工作了……」即使我這麼說，莫娜蓬還是不為所動。

「一定會有轉圜的。」她說。

晨會結束後，我、科恩和威爾走出病房。威爾問：「你被裁員了？」

「是啊。」

「感覺一定很糟。」他說。

「當然糟啊。」科恩搶先替我回答。

此時，威爾突然停下腳步，從口袋中拿出 iPhone 查看。「不好意思。」他忽然說：「我先回一下推特。」語畢，威爾滑著手機走開。

「醫院裡可以上推特嗎？」我問道。

科恩朝威爾的方向走去。

禮拜三的時候，我在走廊上遇見麥考伊。「聽說你要走啦？」他問。

「是啊！」

「法庭上的事，別以為我會忘記。」他轉身回房間。「不管新法怎麼規定，別忘了我總有一天會出院。」

聽他這麼一說，有好一會兒我幾乎喘不過氣。原本我還以為自己已經習慣麥考伊的威脅，以為哪天他再威脅我，我可以反唇相稽、一笑置之，或是講出具有治療效果的一席話。但其實，麥考伊每次威脅我，我一次比一次害怕。直到現在，有時一想到他，還會心生警戒。

稍後，C病房病患陸續用午餐，我和塞凡提斯對到了眼。他先笑一笑，然後用手輕輕碰自己的眼鏡——一如往常，他的眼鏡又少了一支鏡腳，缺腳的那一側，暫時用膠帶固定一支冰棒棍，好讓眼鏡架在耳朵上。

當天晚餐時，英格麗告訴我：「今天家裡收到古德薛波寄來的人員資歷表了。」

「太好了。」我回道。

「你會馬上回信給他們吧？」英格麗向我確認。

「會啊。」我說：「明天就回。」我這麼一說，英格麗馬上笑了。

「太好了。」約翰也附和道。

聽約翰這麼興奮，我問他：「你知道什麼是人員資歷表嗎？」

「不知道。」約翰說：「但是媽開心，我就開心。」

「明天就是我在蛾摩拉的最後一天了。」週四晚餐時我向家人宣布。

「那你感覺還好嗎？」約翰說：「我覺得這樣反而比較好。雖然我知道裁員不是件好事，而且媽說得對，你的心情一定大受影響，但是裁員就代表你再也不用面對額頭上刺著地獄兩個字的傢伙了，對吧？」

「約翰怎麼會知道麥考伊的事？」我在睡前問英格麗。

「約翰好歹也住在這個家裡。」英格麗說：「發生什麼事，他不會不知道。」

當天晚上我沒睡好。夢裡，麥考伊就站在車庫門口，懷裡抱著一具孩童屍體。在驚懼中醒來的我，對夢的意涵一清二楚。

我向來有焦慮問題。我很清楚只要好好控制思緒，就不會有太大問題，但有些事總是知易行難。我年輕的時候有過一條幸運橡皮筋，這條橡皮筋我一戴就是好幾年，從小學一直到大學都不離手。後來有一陣子狀況改善了，焦慮僅偶爾發作。可是自從我開始在蛾摩拉工作以來，焦慮似乎又成為我生活中的一部分。現在我手上戴的橡皮筋比較粗，上頭寫著「受傷戰士專案」（Wounded Warrior Project，譯按：美國軍人暨退伍軍人慈善組織），再加上我戴手錶，比較不會引人注意。

我目前做過的兩份工作，對焦慮者可說是最糟糕的選擇。先前我提過，在成為精神科醫師之前，我曾在急診室待了好幾年。當時的我，除了戴橡皮筋的老毛病再犯之外，還會一而再、再而三地重讀兩本書。

有一天深夜，五組急救人員同時送來十幾名重度傷患，詳細人數我也不清楚，但全是附近不到一哩外、因高速公路車禍而受傷的人。當晚的急診室，簡直是天旋地轉般的一片混亂。

由於我當初服務的醫院並非創傷中心，要一次處理這麼多傷患，得另外呼叫外科醫師。再加上我是當時院裡唯一的醫生，大概有一個小時，負責照顧所有傷患的，就只有我加上三名護理師和幾位技術員。我還記得當時急診室四處都是點滴管、胸管和空血袋；牆上貼滿X光片，地上全是廢紙和廢棄塑膠包裝。所幸在這一團混亂中，我們還是成功維持所有傷患的生命跡象，讓他們接受手術。

傷患處理告一段落，我已經筋疲力盡，坐在血跡斑斑的創傷室一旁的護理站，著手處理這場危機產生的龐大文書作業。可是才剛開始沒多久，正當我伸懶腰之際，卻瞥見在我後方不遠處，垂著一隻小小的手臂。

我一看，那隻手臂的主人就埋在創傷室裡、一堆沾了血汙的床單及撕剪下的衣服之下。我立刻站起身衝上前去，等我把雜物清空，才發現眼前躺著一個只有五歲大的小女孩。不知怎麼地，在剛才的一片混亂中，我們所有人竟然忽略了她。

接下來的整個晚上和第二天晚上，我幾乎沒有闔眼，我不斷讀著瓊・蒂蒂安（Joan Didion）的文集《白色選輯》（*The White Album*），還有馮內果（Kurt Vonnegut）的《冠軍早餐》（*Breakfast of Champions*）。隔年我辭去急診室職務的時候，我的手腕上多戴了一條橡皮筋，兩本書我各讀了不下五十次。

我在蛾摩拉的最後一天終於到來。早上出門前，英格麗、約翰和家裡的兩隻狗狗，都在家門口送我出門。

「爸，給他們點顏色瞧瞧吧！」約翰說完，給了我一個擁抱。

英格麗笑了笑，也抱抱我。至於穆德和史卡利則是不斷搖著尾巴。

我坐在車上，上路前又回頭看了家裡一眼。套句約翰說過的話，我的家人快樂，我就快樂。

回頭想想，我真應該多享受一下這個時刻，但我方向盤一打，隨即驅車上路。身為在蛾摩拉工作一年的老鳥，我輕鬆通過安全檢查口，領取鑰匙，檢查過腰際的紅色警報鈕沒問題之後，直接走向C病房。

晨光之下，幾隻孔雀在草地上徐行。我的右方有一頭雄鳥，此刻正展開尾翼，仰頭長嘯。大路走到盡頭，我便越過草坪，走上一小塊台階來到病房大門前。我插入鑰匙打開門，一腳踏進C病房大樓。

忽然間，警報響了，只見眾人從辦公室湧入走廊，接著四散奔跑。我正轉身要向C病房衝去，才發現原來是我自己誤觸了腰際警報鈕。這時，凱特．亨利越過人潮走到我面前對我說：「讓我來吧。」語畢，她便將我的警報鈕撥回正常狀態。

接下來的晨會，和過去這一年來並無太大差異。項同樣一一叫過每位病患的名字，簡述每個人的概況。不過今天，同事們都靜默無聲，沒有補充意見，而我也一樣沒作聲，因為我實在說不出話來。

此時，威爾突然興奮作響，打破眾人的出神狀態。眼看所有人的眼光都落在自己身上，威爾邊道歉，邊將只戴一邊的耳機從右耳拔下。我仔細一看，發現耳機與他的 iPhone 相連，儘管聽得模糊，我很清楚他正在聽運動談話節目。

晨會結束時，大家都坐著不動。過了一會兒，帕蘭琪首先表示她會想念我，其他人一聽也跟著表達心意，空氣中頓時充滿濃濃情緒。接著，所有人好像收到一記無聲的提示，一次把近來的未明之事，全都收了尾。

帕蘭琪首先說，她和湯姆醫師的妻子艾倫聯絡上了。艾倫說她和幾個孩子打算搬回家鄉伊利諾州。「最小的孩子已經生下來了。」帕蘭琪面帶微笑。「是個男孩，取名湯姆二世。」

項則是談起盧耶拉．柯提斯，說她在三月動了最後一次臉部手術之後就失聯了。項說，他打了好幾次電話到她家裡，但是都沒人接聽。

莫娜蓬則是從口袋裡拿出一張明信片讓眾人傳閱。仔細一看，原來是韓考克寄來的，上頭寫著她和先生已經抵達菲律賓，兩人正著手辦學。

我向大家報告今天早上收到的電郵，是馬修斯在郡立醫院的神經外科醫師寄來的。馬修斯顯然摔得比想像中嚴重，不過在清除硬腦膜下水腫之後，狀況改善許多，再過數週就能返院。「……除非那時病房裡沒有床位……」科恩看著凱特．亨利說道。凱特．亨利表示這件事她已經在處理。

晨會於是畫下句點。沒有說不完的再見，也沒有一人一道菜的聚餐離別。大家向我表示祝福之後，我們所有人站起身，離開了會議室。

接下來整個早上，是我和病患道別的時間。我先到史密斯的寢室說再見，一探頭進房，我就聽見地板傳來骰子滾動的聲音。房裡除了史密斯，還有剛從郡立醫院回來、狀況不錯的莫班克，以及兩名坐在床緣、較為年長的男子。我告訴他們我要離開蛾摩拉，坐在床後的史密斯對我揮揮手。

走廊上，我遇到正要進房的洪和塞凡提斯。本來我想和洪說聲再見，但看來還是算了。至於柏恩斯，他要下週一才會從監獄回來。馬修斯現在人在郡立醫院，不過張伯斯，也就是馬修斯的新室友，人正躺在床上。我告訴他這是我在院裡的最後一天，他只說：「祝你好運囉，科恩醫師！」接著就轉身呼呼大睡。

哈蘭・威斯特今天去看牙醫，尚恩・卡佛在學校上課。佛洛伊德・崔勒在走廊上被我攔下來，但他說了「教練，祝你好運！」便繼續朝原本的方向行進。至於帕森斯和桑德特兩人，根本不認得我是誰。

我在大廳遇到了布德羅。已經快三十天了，他還在讀《麥田捕手》。

「這本書你現在應該滾瓜爛熟了吧？」我說。

「要我背書中的哪一段話給你聽嗎？」布德羅說：「選一頁吧，哪一頁都行。」

「今天是我在院裡的最後一天，」我說：「抱歉能為你做的不夠多，我想一定有什麼事是我們可以幫忙的，只是我目前實在沒有頭緒。對不起。」

「沒關係，你之後要是想到什麼好方法，」布德羅說：「再傳簡訊告訴我吧。」

我笑了出來。

「醫生，我告訴你。」布德羅尾音很長的南方口音再度出現。「我哪天病要是好了，記得來紐奧良找我，我們到聖路易街的安東餐館（Antoine's）吃飯。那是城裡最老的館子，賣克里歐（Creole）美食。我們可以點紙包魚（pompano en papillote）和生蠔洛克菲勒（oysters Rockefeller）。你知道生蠔洛克菲勒這道菜就是紐奧良來的嗎？之所以叫洛克菲勒，是因為這道菜的綠色醬汁，就像洛克菲勒綠花花的鈔票一樣。」

「聽起來棒極了！」我回道：「但你要趕快好起來才行。」

「能好起來的話，當然最好。」布德羅說：「不過如果你不喜歡法國菜，我們也可以到另一家叫強尼牡蠣窮孩兒三明治（Johnny's Po-Boys）的餐廳，吃生蠔特餐。」

「一言為定。」我說：「祝你好運！」

「我的朋友，也祝你好運！」布德羅用法文回道。

和布德羅道別後，我終於看到卡勒瑟斯。

「最後一天了嗎？」我還沒開口，卡勒瑟斯就先對我說。

「恐怕是最後一天了沒錯。」我回答：「我是來說再見的。」

卡勒瑟斯的臉上浮現大大的笑容。「醫生，你比我更清楚，我們兩個之間不需要道別。你在我年輕時就是我的醫生，此時此刻是我的醫生，以後也還是我的醫生！不然你以為我幹嘛隨身帶著那張考法克斯棒球卡？我當初就知道一定會再見到你，我們以後一定還會再見面的！

「而且要是我心情不好，」卡勒瑟斯倚著門框，「我隨時可以找科恩醫師幫忙。」

走到病房大門時，我看了一眼手錶。十一點鐘。我向辦公室走去，開使利用剩下的時間整理工作區、清理電腦檔案、刪除電子郵件，期間我不時盯著窗外的廢棄花園發呆。

因為科恩和威爾兩人到心理科開部門會議，午餐我一個人解決。我走到院區對面的 7-Eleven 便利商店，買了鮪魚三明治、健怡可樂、一包洋芋片，還有一份《舊金山紀事報》（*San Francisco*

Chronicle）。

我吃完午餐，玩了報上的字謎，解了橋牌遊戲。這大概是我最後一次在這片英式花園綠地上野餐，享受溫暖的午後。

當天下午，我和凱特．亨利及所有護理師道別，不過大家都相當忙碌，只能簡短互道再見。回到辦公室，我檢查最後一遍，把通訊錄和法院信件銷毀，將幾份個人文件放進資料夾。再巡視一圈之後，就此走出這間辦公室。

穿過長長的走道，走出主建物大門，來到中央大路。走沒幾步，我回頭看了病房最後一眼。透過紗門，遠處C病房其中一翼的病人寢室映入眼簾，我看見塞凡提斯站在窗前，臉上的紙面具仍完好如初，耳朵上也掛著粉紅布耳。此刻的他全身裸體，盯著我看。忽然間，他朝我比了中指。

我轉過身，踏上離開的路。

「要走啦？」科恩突然從後頭冒出來。

「是啊，沒有下次了。」我說完，便和他一起走上主要道路。

我將鑰匙繳回，走進安全檢查口，最後一道門卻遲遲未開。

「醫生，謝啦。」對講機忽然傳來一個聲音。門打開後，穿著制服的柯爾警官走了出來。自從上次行政會議後，這是我第一次見到柯爾。「這陣子跑哪去啦？」我問。

「因為馬修斯的關係，我被停職了四個月……」柯爾表示。

「真對不起，」我回道：「我不知道你被停職。不過很高興看到你歸隊！」

「我也很高興。」科爾說，接著將重心自一腳移至另一腳，然後對我說：「我想謝謝你。要不是你在聽證會上幫忙，我大概早就失業了。」

「柯爾警官，只要是有我的病房，隨時都歡迎你。」我說。

「醫生，我也一定罩你。你放心。」

於是，最後一道門開了。門一開，我便離開了蛾摩拉。

結語

幾天後，我的電話響了。

「您好，這裡是魯德佛醫師的辦公室。」瑪麗的聲音從另一頭傳來。「真的非常抱歉，你的資歷文件不知道在哪個環節耽擱了。不過問題現在應該已經解決，我們已經寄出合約，只是魯德佛醫師想再和你談一下薪資，還有是不是可以延至八月到職。我請魯德佛醫師過幾天再打給你，可以嗎？」

「當然當然，隨時都可以和我聯絡。」我說。

結束通話後，過了五分鐘，我的電話再次響起。

「席格，精神科忽然開了一個職缺。」我一聽，竟然是納帕州立醫院的法蘭西斯醫師。「你想回來嗎？」

「等一下。」我說：「你現在是在問我想不想回納帕工作嗎？」

「院裡忽然多了這個職缺。」法蘭西斯醫師再次說道：「我們也很希望你回來。當然我們知道你已經找到工作，但還是想請你再考慮考慮。」

我說我需要一天的時間思考，法蘭西斯也欣然同意。掛上電話後，我的思緒開始亂竄。這通電話實在是天外飛來一筆，一時間，我不知道要怎麼看待這件事情，也說不出我有什麼感受。我早就接受離開蛾摩拉的事實，也以為和新醫院的合約已經簽妥，再也不用與麥考伊和塞凡提斯有任何瓜葛。在排解憤怒與焦慮之後，此時的我正要開始放鬆，竟然就接到這通電話。不過我想，在蛾摩拉有如卡夫卡小說世界的行政體系當中，一個月之內，先被裁員再被重新雇用，好像也不是什麼特別荒謬的事。只是我一時間，實在不曉得我辦不辦得到。

我立刻撥電話告訴英格麗。她問我現在的感受如何，我只說我不知道。我試著解釋詳情，但顯然我講得一團亂，她只好要我等她回家再說。電話裡，她的聲音聽起來跟我一樣困惑。

英格麗到家的時間比平常早，順道買了我們最愛的那家泰國菜回來當晚餐。吃飯的時候，我們先讓氣氛沉澱一下，只閒聊些小事。

晚餐後，我把故事重新講一遍給約翰和英格麗聽，向他們解釋蛾摩拉現在又要找我回去做原本的工作，同時間，古德薛波醫院那邊似乎忽然卻步，院內似乎有些事情還沒釐清。我重複了一次古德薛波醫院祕書瑪麗和我說的話，英格麗聽了相當不悅，但主要是針對古德薛波醫院的失職，而非我的游移不決。

約翰沉默不語，但我知道他不希望我回蛾摩拉。英格麗輕啜了一口紅酒。「你的決定是什麼呢？」她問我，卻沒看我。

軍人回役，總說是為了戰友，為了做正確的事，為了回到真正的戰場。

這大略就是我給英格麗和約翰的交代，而他們的回應，我想也和軍人家屬一樣：「只要是你認為最好的選擇，我們都支持。」

最後，我還是決定回去。

隔天早上我打電話給法蘭西斯醫師，告訴他我的最終決定。

至於古德薛波那份合約，自始至終都沒寄來。

後記：他們為什麼要開槍？

身處美國，人們時常目睹精神異常者持軍火闖入校園射殺六歲學童，或者槍擊電影院觀眾、民意代表及國防工人。儘管所有人都驚嚇害怕，卻只能空坐著，針對槍枝與精神疾病議題發表老生常談，人人堅守自己的意識形態，互相抨擊，卻無法帶來任何實質的改變。

我認為，在槍枝與精神疾病議題上，美國的集體無作為，源自於若干基本誤解與知識漏洞。若能導正補足，應能帶領社會走向更好的未來。於此，我認為有兩個問題首先需要解答：我們得先弄清楚，究竟哪些精神疾病可能引發大規模殺人；倘若可以事先找出患有此類疾病的人，我們又該如何禁止這群人取得槍枝。

讓我們先來看看這些議題中幾項基本的政治立場，並一一找出謬誤，檢視事實。

康乃狄克州發生山迪胡克小學殺人事件後，共和黨新罕布夏州的參議員凱利・愛奧特（Kelly Ayotte）曾表示：「有鑑於大規模殺人事件與精神疾病的連結，若能強化校園、社區、緊急救護人員的精神健康訓練，應能協助相關人員指認病患，及早發現警訊，協助當事人接受治療。」

美國步槍協會（National Rifle Association, NRA）執行副總韋恩・拉皮耶（Wayne LaPierre）於

二〇一三年九月二十三日參與錄製美國NBC《與媒體見面》（*Meet the Press*）節目時表示：「這場人神共憤的事件……是因為刑事司法系統……完全沒有落實聯邦槍枝法（若有，勢必可以大幅減少暴力犯罪）；同時問題也出在崩壞的精神健康體制，以及如同虛設的檢查系統。」關於精神疾病患者，拉皮耶進一步指出：「我們得把他們關起來，這些人必須被監禁。一旦被監禁，就不會橫行海軍船塢（Navy Yard）[1]……」

美國《國家日誌》（*National Journal*）於二〇一三年九月十六日刊載：「海軍船塢事件後，民主黨加州參議員戴安．費恩斯坦（Dianne Feinstein）呼籲實施更嚴格的槍枝法案……其發言內容節錄如下：『又一次，精神異常之人或心有不滿之槍手，取得軍用衝鋒步槍等多種武器，於短時間內擊殺多人。這個問題我們還要坐視多久？』」

二〇一四年一月三日，《紐約時報》（*New York Times*）主張：「槍枝管制立法胎死腹中之後，歐巴馬曾宣誓盡其政府之所能，採取行政作為。不久後，歐巴馬政府便發布二十五條行政命令，意圖進一步限制槍枝擁有權。」

如此唇槍舌劍，其實無濟於事，無法幫助我們回答上述兩個問題。這種不斷出現的制式回答最大的問題，就在於其背後的基本假設根本有誤。

其一，在於假設人們難以接受精神治療，以及精神疾病患者不易辨別。事實並非如此，每當精神疾病患者大規模殺人時，其熟識人士鮮少感到意外，而且犯人其實都曾與精神醫療體系接觸過，並且已判定為精神病患。所謂「他們需要的協助」，也已提供。

犯下大規模殺人案前，當事人都有機會接受治療。然而根據法定權利，他們可以、也確實選擇拒絕治療。社會上相關的有效治療並非付之闕如，不過治療要發揮療效，病患得先接受治療才行，單單「提供」治療並不能解決問題。我們稍後會提到，具有精神病暴力傾向者普遍不願接受治療，也從不尋求治療，甚至在治療當前，時常主動抗拒。簡而言之，當事人或許需要治療，但他們並不願意。

另一個錯誤假設是精神健康體系須監禁較危險者；此說法亦為謬誤。在加州，監禁危險分子的決定權在加州最高法院手上，而非其精神健康體系。事實上，讓危險分子出院者，也正是最高法院。法院在評斷「危險性」及「是否需要治療」時有其標準。最後的決定時常與病患精神醫生的看法有巨大出入。

第三，有些人錯誤假設所有患有精神疾病者皆具有危險性。多數精神疾病患者其實更可能成為暴力受害人，而非加害者。所有精神病患中，僅部分有暴力問題，關鍵就在於如何辨別出來。

第四，許多人誤以為調閱犯罪紀錄，可以防止潛在的暴力精神病患購買武器；其實犯過罪的精神病患非常少。一九九八至二〇〇九年間，美國共計調閱九千五百萬筆意圖購買槍枝者的犯罪紀錄，其中只有〇．〇三%因為曾有犯罪情事，不得購買。換句話說，美國大規模殺人事件中所使用的槍枝，皆為合法取得。

1 譯註：二〇一三年九月十六日，三十四歲的艾倫．亞力西斯（Aaron Alexis）持槍闖入位於華盛頓特區東南的海軍船塢，造成十二死三傷。

如果患有精神疾病者為數眾多，絕大多數又沒有暴力問題，那我們該擔心的是哪一群人呢？以精神疾病光譜而言，大規模殺人犯究竟來自光譜的哪一端？同樣重要的是，哪些精神疾病患者不會變成大規模殺人犯？

可以確定，自閉症、強迫症、創傷後壓力症後群、焦慮症、社會恐懼症或感覺統合障礙患者，基本上都不是問題所在。

此外，憂鬱症患者雖然可能自殺，卻不會犯下大規模殺人案。而躁鬱症患者因為舉止常嚇到人、常被警方開槍射擊，更可能成為受害者，而非加害人。至於在街上喃喃自語、頭戴鋁箔帽的精神分裂患者，也因為缺乏組織能力，無法執行縝密的屠殺計畫。

所以還剩下誰呢？首先，便是所謂的「人格障礙」患者。人格障礙意指持續性失調的行為模式，但是人格障礙並不涉及精神疾病。其中最嚴重者，包括反社會、自戀與邊緣性人格障礙。

人格障礙患者可能犯下多種罪行，譬如殘忍謀殺。其動機與行為往往有邏輯可循，通常是受到極端情緒的策動，例如憤怒、嫉妒、復仇、狂怒，受害者多為家人、配偶及同事。

人格障礙者犯下的罪行也許容易深植大眾記憶，但鮮少是大規模殺人的始作俑者。

至於最後這一群人，幾乎犯下所有大宗殺人案件，受害者舉凡陌生人、政治人物、學童、電影院觀眾及國防工人皆有。而他們之所以犯案，是因為患有一種特定的精神疾病——我發現，幾乎所有的大規模殺人犯，都有偏執人格。

偏執者常被貼上精神分裂的標籤，習於幻想出根深柢固的現實狀況，但與多數戴鋁箔帽的精神分裂者不同，他們仍保留良好的組織能力。幾世紀以來，我們都曉得偏執者仍具有良好的基本運作與工作能力，可以處理金錢、規畫犯案流程、填妥政府表格、囤積武器、製作繁複的電腦試算表，進而落實屠殺計畫。

所有偏執者皆患有「病覺缺失症」（anosognosia）此一特殊症狀，即「不覺得自己有病」或「拒絕接受自己有病」。簡言之，偏執者並不覺得自己生病，旁人也無法說服。

此外，偏執者對外在世界的看法亦相當扭曲，同時會將責任推給外在世界，最典型的想法就是「這不是我的錯，是他人造成的」。在病理上同樣扭曲的是，偏執者時常自認是自己的陰謀計畫、行動與可怕罪行的真正受害者。他們的想法如出一轍：「這不是我的錯，都是他們（真正的受害人）逼我的。」

而怪就怪在，偏執者時常表現出與偏執相反的特質：浮誇。這個現象造就了偏執者普遍令人不安的內在矛盾：「政府現在非逮到我不可，但身為全能神人，我不應受到如此待遇，因此我是真正的受害者。有人必須為此付出代價！」許多偏執者之所以犯下大宗屠殺案，就是這個緣故。

若要有效杜絕大宗殺人事件，我們必須提出周全的計畫，妥善處置嚴重偏執、但仍然能在社會上正常生活的人。這些人否認生病，縱有再多醫療資源供其利用，也不願接受治療，同時抗拒服藥或療法，將自己的問題怪罪於社會。即使犯下滔天大罪，仍然認為自己才是真正的受害者，甚至相信那些實際受到傷害的人，也就是被屠殺的無辜之人，都只是「獲得應有的報應」而已。

若要有效防範大宗殺人事件，必須辨識、拘留、干預、治療偏執者，並且訂立槍枝新法。然而，究竟該採取何種形式的識別、拘留、干預與治療，新法又該如何限制槍枝的持有，我恐怕無法提出意見。但是我同意威廉．薩勒丹（William Saletan）於二〇一三年四月七日《水牛城新聞報》（*Buffalo News*）的投書中所述：「揭露個人精神疾病令大眾不自在。我們不想住在個人治療史必須公諸於世的國家，許多人也不想住在幾句流言就足以導致個人槍枝被沒入的國家。我無法告訴你究竟該如何透過行為評估來控管槍枝買賣，避免悲劇發生，但我能確定一件事：我們一天不管控，便會有更多屠殺。」

在本書開頭的筆者按，我已經表示納帕州立醫院等州立司法精神病院有很大的安全問題。至此，我希望我已充分地證明這點。然而，暴力的描述只是其一，同樣重要的是如何解決暴力問題。改革自然勢在必行，但是我們需要什麼樣的改革？對納帕州立醫院以及國內其他兩百間司法精神病院所而言，首先得強制病患接受治療。今天一個人因為生了病、逃過牢獄之災，此人便應該接受治療以改善病情。而治療即所謂藥物治療，增加藥物使用能減少攻擊事件，也能降低死亡及其他問題的頻率，進而創造安全的環境，嘉惠眾人。病人不可能不藥自癒。若不治療，很可能攻擊他人，奪取他人性命。

第二，所有州立精神病院病房中，皆應派遣獄警或執法單位進駐。此外病房的設計應比照監獄。若無法所有病房皆如此辦理，也應特別設置所謂「加護病房」，隔離犯下多數攻擊事件的少數病患。

然而，光是獨立設置加護病房，已經難上加難。最早，這項提議在州首府提出時，殘障人權律師便持反對意見，認為提供病患單人房，對病人而言是過度隔離。殊不知在納帕州立醫院裡，我們最常接獲來自病患的要求，便是希望一人一間房。

第三，精神科醫師、心理醫師、精神科護理師和其他醫護人員，也應該改變——既然是遭受攻擊的目標，就該替自己發聲，採取行動改變現狀。

第四，應針對病患家屬加強教育——既然是自己的兒女、父母在院中遭受攻擊，就該勇於發聲，採取行動。

截至目前為止，加州及其他州政府對精神病院中的暴力問題，都成功地逃避責任。現任加州州長傑瑞·布朗（Jerry Brown）須為轄下州立院所中的騷亂負起最終責任。若您認為情況必須改變，請寫封信、打通電話，表達看法。

犯案者以公民之名，在州立機構對我們的家人及朋友犯下大屠殺。我們身為公民，責無旁貸。請把手中的選票投給能帶來改變的候選人。

謝詞

感謝我的父親佛洛伊德．W．席格（Floyd W. Seager），以及我的兩位姑姑：菲伊．席格．韓森（Fay Seager Hanson）和維拉．席格．貝爾隆德（Verla Seager Berglund）。從你們身上，我學到了怎麼把故事說得動人。在我童年期間的許多場合，父親和兩位姑姑總是輪流講著童年時期經濟大蕭條的故事。此外，父親常常分享自己後來參加韓戰的經歷：他在擔任戰地軍醫外科主任，後來還獲頒銀星勳章。退役之後，父親跟路易斯．湯瑪士（Lewis Thomas）一樣行醫，最後不幸罹患罕見疾病逝世。此外，我父親也見證了菲伊姑姑與癌症的奮戰，還有維拉姑姑如何樂觀面對一日不如一日的身體狀況。

我的父親和兩位姑姑如今都不在了。不過，他們的智慧、慧黠和勇氣仍然長存。從他們身上，我學到許多教誨，其中最重要的莫過於幽默感。但願我這本書能無愧於他們。

我要把這本書獻給我的老婆。多才多藝的她，不只是這本書的最佳編輯，在過程中也給了我許多寶貴意見。我的文章如果讀來言簡意賅、清晰易懂、風格鮮明，都是她的功勞。除此之外，我更要感謝她每天對我展現的愛、陪伴與良善。老婆，我愛妳，沒有妳就不會有這本書。

寫過書的人都知道，這個世界上有兩種作家：一種有經紀人，一種沒有。要從沒有經紀人變成有經紀人的作家，可說是難如登天。所以，在此我要感謝我的經紀人傑西卡・帕賓（Jessica Papin）。謝謝妳願意成為我的經紀人，沒有妳的熱情、努力、編輯專業、絕佳建議及經紀協助，就不可能會有這本書。

我也要特別感謝我的第一位經紀人、本身也是成功作家的莉莎・柯利耶・庫爾（Lisa Collier Cool）。妳對我的諸多幫助，我沒齒難忘。另外，也要感謝姐夫麥可・維索（Michael Vezo）、過世的姐姐南西（Nancy），還有已不在人世的母親貝絲・安（Beth Anne）。媽，我對妳的愛超過一切。

感謝好友班・勒文（Ben Levin）、威爾・席列彌爾（Will Cirimele），以及格拉瑞圖書（Gallery Books）的編輯團隊。謝謝你們願意花時間提供專業意見。特別感謝格拉瑞的資深公關經理瑪利・馬庫（Mary McCue）及資深編輯傑瑞米・魯比-史特勞斯（Jeremie Ruby-Strauss）。

我特別要感謝的，還是值得信賴的編輯契爾・雷蒙（Kiele Raymond）。我想業界再也找不到一塊更耀眼聰慧、鞭辟入裡的瑰寶了。我相信你的未來一定不可限量。

最後，我也要感謝與我共事的醫護人員。本書寫到的一位退休護理師名叫維吉妮亞・韓考克。臨退時，她曾說：「願上帝賜福每一個在高牆之後居住、工作的人。」這一句話，我要送給我在納帕州立醫院的每一位戰友。

國家圖書館出版品預行編目資料

我和殺人魔相處的那一年：精神科醫師與真實世界的人魔面對面、教人大開眼界的黑暗實錄 / 史蒂芬．席格（Stephen Seager）著 ; 張家福譯. -- 初版. -- 臺北市 : 大塊文化, 2016.02

面；　公分. --（mark ; 113）

譯自 : Behind the gates of Gomorrah : a year with the criminally insane

ISBN 978-986-213-683-6（平裝）

1. 精神病學　2. 心理治療

415.95　　104028501

LOCUS

LOCUS

LOCUS

LOCUS